口腔保健

| 自我診斷 | 中西醫會診 | 治療指南 | 自癒療法 |

臺北醫學大學附設醫院副院長

鄭信忠◎著

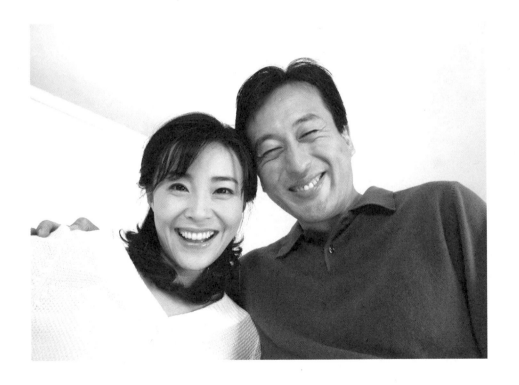

晨星出版

護齒保健康

《口腔保健》一書是臺北醫學大學附設醫院醫師團隊所出的「健康家族」保健書系列的第1本，日後預計出版一系列「健康家族」保健書系，主題涵蓋：口腔保健、失眠、感冒、便秘、頭痛、美足症、消化性潰瘍、月經、濕疹、關節炎等十大生活中常見的疾病，將陸續推出。

「擁有健康，才能擁有美麗人生！」人生總免不了一些大大小小的病痛，每次身體出現不適，其實都是對健康的一種警訊，可能提醒您這陣子太勞累了，應該放慢腳步，好好休息一下；不論身體哪一部位出現毛病都不容輕忽，因此了解疾病本身，建立正確的醫療保健常識是很重要的。本冊「健康家族」系列保健書，乃特別邀請本院行政副院長暨牙科部主任鄭信忠醫師擔綱，針對國人最常見的口腔疾病及問題，提出最有效且實用的保健療法，特別是內容以西醫為主、中醫傳統自然療法為輔，結合生活作息、飲食及運動保健，將艱深的口腔醫學常識，透過簡單易懂的方式呈現給讀者。

本書將告訴您常見的口腔問題？引發口腔疾病的因素？如何維護牙齒及口腔衛生？牙齒生病時，怎樣找對牙醫、掛對專科？以及一般正常看診就醫流程？牙科醫師如何處置、治療各種口腔疾病？同時，更進一步從傳統中醫理論，探討牙疾與五臟關係，提供針灸、推拿指壓、擦牙等其他參考療法，預防牙病及治療牙痛，內容豐富，精彩實用。

希望出版此系列健康叢書，能嘉惠讀者，也感謝鄭信忠副院長將其所學，完全奉獻與呈現，特此為序！

作 者 序　臺北醫學大學附設醫院副院長 鄭信志 醫師

◎ 一輩子的護牙保健祕笈

常言「牙痛不是病，痛了要人命」這是一個嚴重的錯誤觀念，正確的觀念應為：「牙痛不但是疾病，痛了也會奪人命。」

一般人對於口腔中最常見的疾病——齲齒（蛀牙），常不以為意，但你知道嗎？齲齒已被世界衛生組織（WHO）列為繼心腦血管疾病、癌症之後的第三大慢性非傳染性疾病，其不只會影響顏面美觀及咀嚼功能，一旦蛀蝕波及牙髓組織，立即會產生疼痛反應外，嚴重者甚至會引起蜂窩組織炎，進而引發全身性敗血症，直接威脅到生命健康，不可不慎。因此，小心做好口腔保健的工作，是維護身體健康的第一線防護。

筆者應邀書寫口腔保健一書，全書以臨床牙醫的觀點，二十多年的看診經驗，從患者的角度來看口腔常見的疾病及相關保健知識，內容豐富實用，包括：自我診斷、認識牙齒、遠離口腔疾病、就醫指南、自然療法等，涵蓋當前口腔醫學之各次專科領域，簡潔圖示各項概念及具體作法，讓民眾方便閱讀與了解，本書亦特別就傳統醫學的觀點，跳脫過去全西醫的思維，探討牙疾與五臟的關係，提供利用針灸、推拿指壓、擦牙等其他療法，作為預防牙病及治療牙痛的另類治療參考模式。

因此，透過本書將提供讀者一輩子的護牙保健祕笈，也會教導正確的使用牙線及刷牙技術，更期望能藉本書將口腔知識與衛教觀念推廣至社會各階層，讓擁有一口好牙、健康的口顎系統及燦爛美麗的微笑美齒，提升生活品質，促進身心健康！

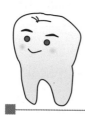

目 錄 │ Contents

一分鐘口腔檢查

・請誠實回答下列問題―

☐ 1. 是否每天刷牙一次或少於一次？

☐ 2. 是否不常使用牙線？

☐ 3. 是否有使用口氣清新劑或口氣除臭劑的習慣？

☐ 4. 是否很久（一年一次或更少）才檢查牙齒一次或洗牙？

☐ 5. 是否刷牙或使用牙線時，牙齦會出血？

☐ 6. 是否牙齦有紅、腫或壓痛感？

☐ 7. 是否有牙齒鬆動的感覺？

☐ 8. 是否常覺得口腔乾燥？

☐ 9. 是否有口臭的困擾？

☐ 10.是否有喝酒的習慣？

☐ 11.是否有抽菸的習慣？

☐ 12.是否有喝咖啡的習慣？

☐ 13.是否喝牛奶、吃乳酪或其他乳製品？

☐ 14.是否吃冷熱食牙齒常會覺得痠軟？

☐ 15.是否經常容易嘴破？

・結果分析：

　　以上問題，如果你的答案有6個或6個以上的"√"，你的口腔很可能已經出現問題了。因此，最好趕緊跟牙醫師預約看診，立即接受檢查並治療。若是答案低於6個"√"的人，千萬也別太高興，因為你只是暫時沒有問題，還是要多加小心注意，繼續做好口腔保健的工作才是上策。

健康警訊自我診斷

牙 痛

當你吃東西時，上下牙齒碰觸或咬到食物，有感覺到疼痛時，表示你的牙齒可能生病了；這種疼痛有很多種，有抽痛、尖痛、鈍痛、不碰也會痛等，每一種都有其牙齒及周圍組織病變的原因。

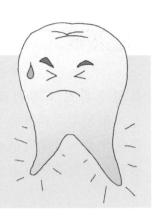

▶ **這時你可能發生—**

◆ **牙髓炎**：最常見為齲齒或蛀洞深入到牙髓腔，引起牙髓炎，產生牙痛。

◆ **牙周炎**：牙周病所引起疼痛，即牙齒周圍之牙齦、牙周韌帶及齒槽骨被細菌破壞，產生發炎或膿腫，導致牙痛。

◆ **骨髓炎**：拔牙後傷口發炎引起之骨髓炎，常會產生劇烈難熬的疼痛。

◆ **牙冠周圍組織炎**：智齒（第三大臼齒）長歪或長不出來，容易發炎引起牙冠周圍組織炎，造成疼痛腫脹，使嘴巴張不開。

◆ **牙齒斷裂**：牙冠裂縫傷及牙髓或牙根裂縫。

牙齒痠軟

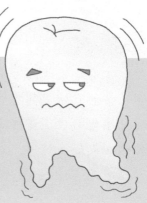

「牙齒痠軟」特指牙齒碰觸冷熱刺激原時，感到敏感、痠軟無力，但又未及疼痛的不舒服感覺。其原因相當多，可能是齲齒、牙周發炎或牙齒磨耗，需要仔細鑑別診斷。

▶ 這時你可能發生—

◆ 可能是齲齒、牙周病產生不同程度的「痠軟疼痛」。

◆ 牙齦萎縮，牙本質暴露造成的「牙本質敏感症」是主要的元凶。

補充說明

所謂「牙本質敏感症」是指牙本質裸露，受外界刺激所引起的一種短暫痠軟感覺，甚至疼痛。

造成「牙本質敏感症」的原因：

1.使用不當的牙刷，使牙齒琺瑯質磨耗、牙齦萎縮、牙本質裸露。

2.常攝取酸性食物，導致牙齒表面腐蝕，牙本質暴露。

3.不正當的咬合、夜間磨牙或咀嚼檳榔等，使牙齒琺瑯質嚴重磨耗。

4.不良口腔衛生使口內牙菌斑產生酸性物質，溶解牙齒礦物質，引起蛀蝕，若再波及牙本質，就容易產生痠痛。

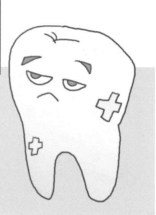

牙齒流血

　　牙齒本身的硬組織不會流血，大都是牙齒中心的牙髓腔組織或周圍的組織受到感染、發炎，導致紅腫熱痛，易造成流血，這是一種病變的表癥，表示需要看牙醫囉！

▶ 這時你可能發生—

◆ 牙齦炎、牙冠周圍炎、牙周炎，都會造成牙齒流血。

◆ 某些全身性疾病也可能引起牙齦容易出血，如血液疾病中的急慢性白血病、血友病、肝硬化、脾腫大等所導致的凝血機能低下，易引發牙齦流血。

口 臭

　　口腔的異味常造成人際關係的障礙，主要原因是牙齒不乾淨，食物殘渣累積所致；全身性消化道或呼吸道疾病也會造成口臭，需進一步看牙醫師或耳鼻喉科、內科醫師等。

▶ 這時你可能發生─

◆ 主要為口腔衛生不佳，牙菌斑沉積牙齒表面，或牙周組織異常、牙周囊袋膿腫、口乾、唾液分泌障礙、不當的飲食與抽煙習慣，都會產生口臭。

◆ 鼻道、呼吸道、腎臟、肝臟、消化道等內臟器官出現問題，也會出現症狀不同的臭味。

◆ 口臭可能是內臟失衡的反應，但大部分是口腔疾病。

嘴 破

　　嘴巴破皮是一般人最常見且最疼痛的口腔黏膜病變之一，通常七至十天會自然癒合，超過兩週的嘴破就需進一步做切片檢查。

▶ 這時你可能發生─

◆ 口腔內的潰瘍，大致可分為創傷性病灶及細菌或病毒感染引起的病變。除了單純的口腔潰瘍外，還有細菌或病毒感染，像是復發性鵝口瘡潰瘍、單純疱疹、結核菌感染、梅毒、麻疹、水痘、帶狀疱疹、手足口病。

口乾舌燥

　　口乾舌燥常常表示身體狀態失調，或有服用影響唾液分泌的藥物，可能顯示有內科性的疾病存在，或唾液分泌系統有障礙。在口腔局部因素方面，假牙的製作不良偶爾也會產生類似疾病；另一方面，頭頸部電療的病人也常會如此。

▶ 這時你可能發生──

◆ 當唾液分泌不足時，會有口乾舌燥、嘴巴乾辣或灼熱感，容易發生齲齒與口腔黏膜病變，在醫學上稱為「乾口症」，而其造成的原因包括：貧血、維生素缺乏（尤其是B群）、唾液腺結石與腫瘤、流行性腮腺炎之類的病毒或細菌感染、自體免疫或結締組織方面的疾病。

第1章

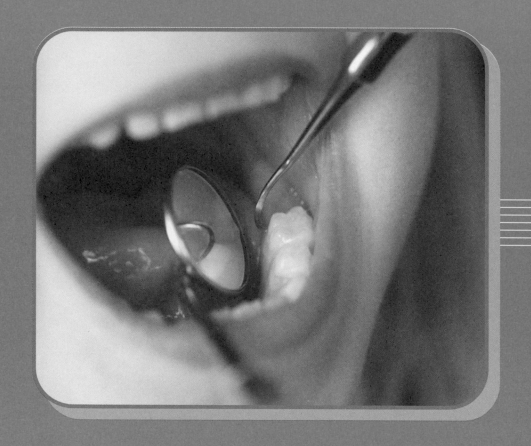

認識你的牙

> （1）牙齒的基本構造與發育
> （2）牙齒是全身健康的第一線防護

認識牙齒是了解口腔健康與保健的第一步，每一顆小小的牙齒皆是一個寶貴的生命體，又都有神經與血管的支援，維持其活性，因此身體的全身疾病也會影響其活性，兩者存在密切的關連性！

第一節
牙齒的基本構造與發育

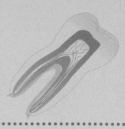

不要看牙齒是堅硬如石，其實其組織與構造是充滿生命力與活力，而且每一顆牙齒的誕生有其軌跡和過程，從無到有，從小到大，皆是上帝給予最佳的創作品，需要每一個人好好愛護與照顧！

牙齒的結構

　　一顆健康的牙齒主要分為三部分：牙冠、牙根及牙齦。

- **牙冠：**

  牙齒埋在齒槽骨內，三分之一露出的部分稱為「牙冠」。至於牙冠的結構，由外而內分別是牙釉質（琺瑯質）、牙本質、牙髓腔。

- **牙根：**

  三分之二埋在齒槽骨內稱為「牙根」，其外覆蓋一層牙骨質。

- **牙齦：**

  牙根與齒槽骨間是以牙周韌帶相連接，而齒槽骨外覆蓋牙肉組織稱為「牙齦」。

牙齒構造圖

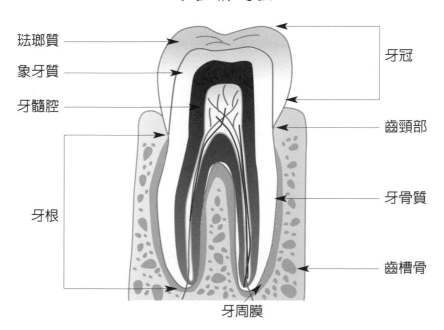

琺瑯質　　　　　　　　　　　　　　　　牙冠

象牙質

牙髓腔

　　　　　　　　　　　　　　　　　齒頸部

　　　　　　　　　　　　　　　　　牙骨質

牙根

　　　　　　　　　　　　　　　　　齒槽骨

牙周膜

牙齒組織

　　牙齒本身是由硬組織的琺瑯質、牙本質、牙骨質,以及軟組織的牙髓所構成。

琺瑯質(又稱牙釉質):

　　牙冠最外表的一層構造,主要是由鈣質和磷所形成,為人體中最堅硬的組織,除了咬碎食物之外,也保護下層的牙本質。當它一旦形成後,就不會再生血管,所以有病變時並不會呈現任何徵兆;若有蛀洞產生,不會像人體其他組織再自行修復,需就醫治療填補,以免再度破壞。

牙齒組織構造圖

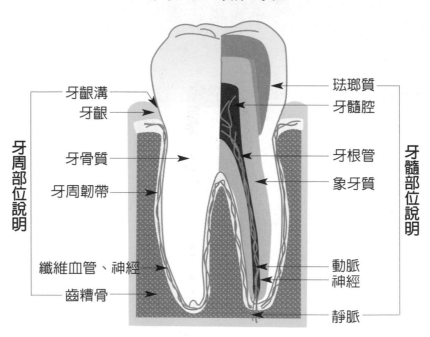

牙周部位說明

- 牙齦溝
- 牙齦
- 牙骨質
- 牙周韌帶
- 纖維血管、神經
- 齒糟骨

牙髓部位說明

- 琺瑯質
- 牙髓腔
- 牙根管
- 象牙質
- 動脈
- 神經
- 靜脈

牙本質（又稱爲象牙質）：

位於牙冠部的琺瑯質及牙根部牙骨質的下層，由鈣化骨樣組織所構成，本身有無數的小管，管內有成齒質細胞突，被認爲是活的組織，對生理和病理的刺激有反應，對外來的刺激也會感到疼痛。它終身會不斷地生長，富彈性，而硬度僅次於琺瑯質。當蛀牙或牙齒耗損時，牙本質會形成新的牙本質來防止牙髓的暴露。

牙骨質：

此爲覆蓋在牙根部牙本質的外層組織，具有與骨髓相同的構造，通常終身會不斷生長。牙骨質內有很多堅韌的纖維會延伸入顎骨內，藉著這些纖維使牙齒牢固地吊立在顎骨內，所以，牙骨質的主要功用是使牙周纖維附著在牙根上。

牙髓：

牙齒的中央呈中空腔，內部充滿神經、血管和淋巴管，總稱牙髓。這些神經、血管、淋巴管會經由牙根尖端的小孔（根尖孔）與顎骨內的神經、血管、淋巴管相連接，具有形成新的牙本質和維持牙齒生命的功用。由於牙髓內的痛覺神經末稍接受冷、熱等物理和細菌的刺激，也擔負牙齒感覺的職責，因此，外來的刺激會使牙髓發生退化而死亡，整個髓腔及根尖孔也會逐漸變小。

牙周組織

也就是「牙齒周圍支持組織」，其包括牙周韌帶、齒槽骨、及牙齦，主要功能分述如下：

牙周韌帶：

位於牙根與齒槽骨之間，主要由彈性的結締組織纖維構成，內含神經及血管分布，可提供齒槽骨的形成與營養。牙周韌帶包圍在牙根外之牙骨質，並與牙齦及齒槽骨相連接，有穩固牙齒、維持感覺方向感及牙骨質形成等功用。

齒槽骨：

齒槽骨由膠質、礦物質、纖維蛋白和基質所組成，圍繞在

牙周組織圖

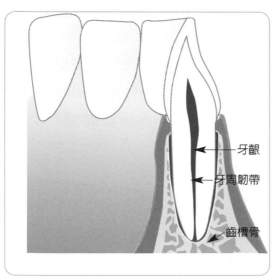

牙齦

牙周韌帶

齒槽骨

◀ 牙周指的就是牙齒周圍的組織，也就是穩固牙齒的組織。

・**牙齦**：為一種口腔黏膜，覆蓋在齒槽骨上。
・**牙周韌帶**：使牙齒附著於槽骨的纖維。
・**齒槽骨**：覆蓋於牙根表面的鈣化組織，能使牙周韌帶附著其上。

牙齒周圍共存亡，一旦牙齒脫落後，就會發生吸收現象而逐漸消失；可藉X光片檢查齒槽骨是否健康。齒槽骨具有形成維持的作用，在受張力的地方會有骨頭的再形成，而在受壓力的地方則會發生骨頭的吸收現象，牙齒矯正就是利用這個原理來移動牙齒。

牙齦：

牙齦是一種特殊化的口腔黏膜，覆蓋在齒槽骨上面，表面有角化現象，可用來對抗咬合時的壓力及外來的刺激。若做適當的刷牙和按摩，可增加它角化的程度。正常的牙齦呈粉紅色，質地緻密而有彈性，並在牙齒的齒頸部呈刀緣般緊密的附著。

牙齒的生長發育

　　人類的牙齒從懷孕第6週開始，乳牙的牙胚就出現在胎兒口腔中，4個月左右開始鈣化，並在出生後第6個月左右，萌發第一顆乳牙，直到2至3歲時，全部20顆乳牙長齊，此一階段稱為「乳牙齒列期」，該期會持續到6歲。

　　之後，第一顆恆牙（第一大臼齒）從乳牙齒列後方開始長出，約在6歲左右，該恆牙又稱為「六歲齒」；而乳牙也開始逐漸脫落，分別依序被位居乳牙牙根底下的恆牙所取代，這種替換期要到12歲才全部完成，因此，6至12歲又稱為「混合齒列期」，口腔中同時出現乳牙與恆牙，排列最不整齊，又常被稱為「醜小鴨時期」。

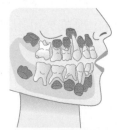

▲ 口腔中同時具有乳牙與恆牙的存在，通稱「混合齒列期」。

　　12歲之後，第二大臼齒開始萌發，該牙亦常被稱為「十二歲齒」，此時整個口腔齒列全為恆牙，稱為「恆牙齒列期」，共有32顆恆牙，其中第三大臼齒最後萌發，有些遲至17至25歲才萌發，且因萌發時正處小孩轉為成人階段，該臼齒又被稱為「智齒」。「智齒」所處的顎骨空間經常不足，因而容易長歪（如水平智齒）或產生先天性缺失，而長歪的智齒容易藏污納垢、引起發炎，所以大部分都建議拔除，以免後患無窮。

乳齒列的萌芽與脫落時間

　　乳齒列期主要的工作是維持乳牙的健康及完整性，為未來的恆齒預留萌發的空間。在此期間如有排列的問題是不需介入治療。

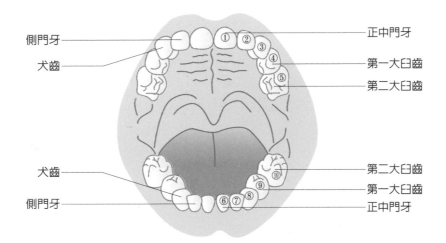

乳齒列的萌芽與脫落時間表

上側牙	萌芽時間	脫落時間	下側牙	萌芽時間	脫落時間
正中門牙	8～12個月	6～7歲	正中門牙	6～10個月	6～7歲
側門牙	9～13個月	7～8歲	側門牙	10～16個月	7～8歲
犬齒	16～22個月	10～12歲	犬齒	17～23個月	9～12歲
第一大臼齒	13～19個月	9～11歲	第一大臼齒	14～18個月	9～11歲
第二大臼齒	25～33個月	10～12歲	第二大臼齒	23～31個月	10～12歲

恆齒列的萌芽時間

　　指所有乳牙的繼生恆齒皆萌出時，約11歲上下，此時是齒顎矯正的最佳時期。可以將所有恆齒排列到最佳狀態，而此時青少年的快速生長也有利於某些咬合不正的改善，加上此時牙齒移動較快，病人的不適感也較小。

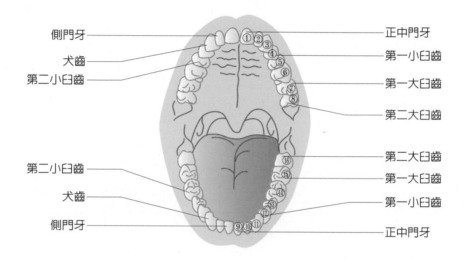

恆齒列的萌芽時間表

上側牙	萌芽時間	下側牙	萌芽時間
正中門牙	7～8歲	正中門牙	6～7歲
側門牙	8～9歲	側門牙	7～8歲
犬齒	11～12歲	犬齒	9～10歲
第一小臼齒	10～11歲	第一小臼齒	10～12歲
第二小臼齒	10～12歲	第二小臼齒	11～12歲
第一大臼齒	6～7歲	第一大臼齒	6～7歲
第二大臼齒	12～13歲	第二大臼齒	11～13歲
第三大臼齒	17～21歲	第三大臼齒	17～21歲

牙齒的種類

人類恆齒共有32顆，從形狀及功能來看，大小各異，但基本構造相似，主要都是由牙本質構成的，以下可分為四種：

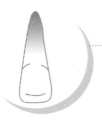

門牙

平薄形狀，用以切割食物功能，上下排牙齒共8顆。

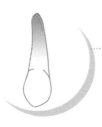

犬齒

前端尖銳，用以撕裂食物功能，位於門牙的兩旁，上下排牙齒共4顆。

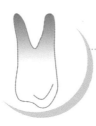

小臼齒

表面凹凸不平，像臼一般用以磨碎及咬嚼食物，上下排共8顆。

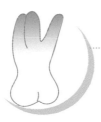

大臼齒

表面凹凸不平，用以磨碎及咀嚼食物，並能將食物磨得更細，上下排共12顆（含4顆智齒）。

牙齒是全身健康的第一線防護

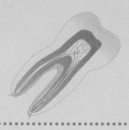

「牙痛不是病，痛了要人命」。其實，大部分的口腔疾病所造成的不適（如牙痛、發炎、口臭等）不僅影響生活品質，也可能引起身體病變，而小部分的口腔疾病（如口腔癌）甚至直接威脅到生命健康。以下就針對較常見的兩大口腔疾病—齲齒與牙周病，說明其可能引起的身體病變。

小毛病也會成為大麻煩

A. 齲齒

齲齒，也就是俗稱的「蛀牙」，一般人常不以為意，但你可知齲齒已被世界衛生組織（WHO）列為繼心腦血管疾病、癌症之後的第三大慢性非傳染性疾病。因為齲齒不僅可使牙齒崩潰缺損，影響美觀與咀嚼功能，一旦齲蝕波及牙髓組織，容易引起牙髓炎與根尖周圍組織疾病，甚至會嚴重到導致齒槽骨感染而併發骨髓炎，影響全身健康。

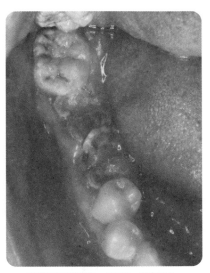

▲ 牙齒已被破壞，形成一個蛀洞。

在口腔中存在多種細菌，如葡萄球菌、鏈球菌等，而由齲齒引起的發炎病灶容易使這些細菌大量繁殖，通過血液傳播而引起風濕熱、慢性腎小球腎炎、敗血症、心肌炎、心內膜炎等全身性疾病，威脅生命安全；又由於口腔位於呼吸道、消化道上方，口腔感染後

補充說明

齲齒：

是牙齒礦物質結構的流失，常需伴有細菌入侵、醣類食物存在及時間的作用下，才易蛀蝕。定期口腔檢查，飯後睡前刷牙、用牙線，是有效防蛀的不二法門！

還易導致支氣管炎、咽喉炎、扁桃體炎、肺炎、胃炎、腸炎等；另外，口腔與鼻後道、咽鼓管和鼻腔、中耳相通，口腔內的發炎病灶還可殃及鼻腔與中耳。

B. 牙周病

　　除齲齒外，口腔內另一常見的疾病即牙周病，主要元凶為牙菌斑。

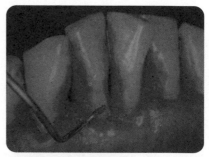

▲ 將牙齒塗上牙菌斑顯示劑，可檢視牙菌斑分布的部位。

　　牙周病包括牙齦炎和牙周炎，前者主要症狀在牙齦組織，會發紅、腫脹、隱隱疼痛和刷牙流血；後者除了牙齦炎症狀外，還會侵犯牙齦下方齒槽骨和牙周韌帶，造成牙齒鬆動，咬物酸軟無力，並在牙齦與牙齒間產生牙周囊袋，藏污納垢，導致口臭、紅腫、膿腫等症狀。

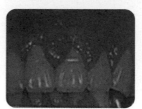

▲ 牙齦呈現紅腫為牙周病的典型症狀。

　　最近許多牙周病的相關研究報告指出，牙周感染對全身健康有相當大影響，如：牙周病患罹患心肌梗塞及中風的機率是一般人的3倍；糖尿病患者若同時伴有嚴重的牙周病，則其血糖較難控制；孕婦患有嚴重牙周病，則其發生流產或新生兒體重過輕的機率是一般健康者的7至10倍；牙周狀況或口腔衛生

享受美食先做好口腔保健

你曾經有面對美食，卻無法開口的經驗嗎？如果牙齒痛到一個地步，像是蛀牙，只要一有東西碰到，就會讓人痛得受不了；又像牙周病，牙齒幾乎都在鬆動狀況，這時咀嚼無法受力，牙齒

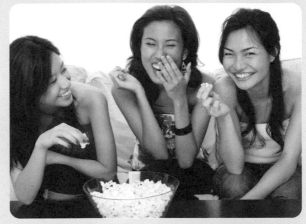

▲ 平時就應做保口腔保健，美食當前才能盡情享受。

就無法發揮功能；如果吃完食物之後又沒有養成刷牙及用牙線的習慣，就會讓病情雪上加霜。

又如，當罹患牙周病時，該病本身就呈發炎狀態，這時如果再吃像中藥等比較上火的食物，易讓發炎惡化；至於像是火鍋等比較燙的食物，容易造成口腔黏膜燙傷受損，所以吃東西最好吃中等溫度、自己能忍受的程度最佳。

不好的長期臥病老人，其發生吸入性肺炎的機率較高。

由上可見，小小的牙齒疾病皆可能引發攸關全身性的疾病與健康威脅，因而必須強調「牙病也是病」，提供大眾照顧牙齒的正確概念，以作為維護身體健康的第一線防護！

第 2 章

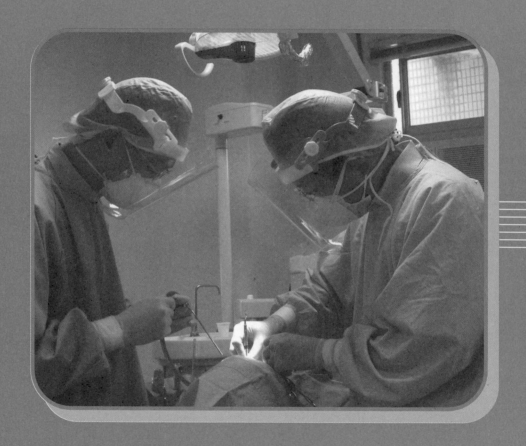

遠離口腔疾病

> （1）七大破壞口腔健康的常見疾病
> （2）令人難以啓齒的的口腔問題
> （3）危及生命的殺手疾病
> （4）照護全家人的口腔健康

口腔的疾病大都屬於慢性疾病，在口腔中的病變主要包括軟組織及硬組織，前者如牙周病變、黏膜病變，後者如蛀牙或顎骨病變等。其實口腔的病變中，除蛀牙、牙周病外，發炎是最大宗；另外，口腔癌是「致命」的殺手，已變成國內十大癌症死亡的病變，民眾需正視之！

七大破壞口腔健康的常見疾病

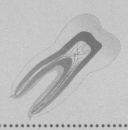

口腔最常見的疾病是齲齒及牙周病，其次是感染性的病變，而疼痛是反應在口腔病變中常見的症狀；因此了解口腔的疾病，進而知道防範，是避免口腔生病的不二法門，其中口腔衛教的執行是關鍵的步驟！

齲齒

　　「蛀牙」是牙齒的礦物質結構持續性流失，常伴有細菌入侵之動態現象，而整個蛀牙形成是以下四個基本要素的綜合表現。

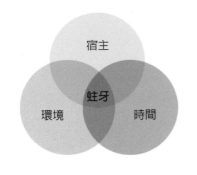

▲ 蛀牙形成的基本因素

宿主：牙齒成分、結構、型態、唾液成分都會有不同影響。

環境：食物中的蔗糖易形成口中酸性環境。

時間：蛀牙需經一段時間的共同作用。

致病因素

　　要發生蛀牙需有大量「變異型鏈球菌」附著在牙齒表面，利用醣類產生酸性物質，使牙齒脫鈣。

宿主因素

　　牙齒蛀蝕除細菌存在外，尚需考慮宿主牙齒的成分、結構、形態及唾液成分；牙齒咬合面的溝隙與鄰界面為最常蛀蝕處，若牙齒排列不整，不易剔除牙垢，也容易蛀蝕。

環境因素

　　食物中的蔗糖影響最大。因為蔗糖是細菌生存的必需物

質，細菌新陳代謝後的產物與食物殘渣形成牙菌斑，使牙齒表面環境變得更黏稠，無法受口水保護，而口中酸性環境形成，牙齒脫鈣蛀蝕機會就會增加。

時間因素

蛀牙需經一段時間的共同作用，才會產生蛀蝕，因為致病菌必需有一定潛伏期，所以，吃完東西後，若能立即刷牙及使用牙線，可以有效阻止蛀牙發生。

總之，蛀牙是人類僅次於感冒的常見慢性疾病，一旦認識蛀牙形成的經過，我們更加了解「蛀牙是可預防的」，而唯有定期口腔檢查、飯後睡前做好口腔保健（刷牙及使用牙線）、適時地使用氟化物及牙面溝隙填補，才能讓健康的牙齒永伴一生。

補充說明

當你發現牙齒某處失去了光澤，出現了白堊色或褐色斑點、泡狀黑線或已完全形成黑色的斑塊時，小心！你可能有齲齒。此外，注意牙齒對冷、熱、酸、甜的反應，如有不適感，也很可能齲齒已經發生，應及時到醫院檢查治療。

牙周病、牙菌斑、牙結石、齒齦發炎

所謂的牙周病，乃泛指牙齒周圍組織，依病程輕重可分為牙齦炎與牙周炎。唾液中的醣蛋白和細菌、食物殘渣及口腔壞死細胞會形成一層薄薄的「有機膜」，累積在牙肉和牙齦交接處，進而形成「牙菌

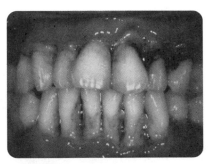

▲ 牙結石。

斑」；只要沒有清理乾淨，牙菌斑碰到口水中的鈣、磷等成分，便會鈣化累積成「牙結石」，藏污納垢，提供細菌溫床，破壞牙周韌帶和牙骨組織，造成牙齒鬆動、脫落。因此，「牙菌斑」是牙周病的元凶，藉著細菌分泌的毒素或酵素破壞牙周組織，同時經由細菌誘導個體產生發炎反應。

典型症狀

發生牙周病時，會有以下明顯症狀：口臭、牙齦紅腫、疼痛甚至化膿、刷牙時不自覺牙齦出血、牙齦萎縮，牙齒移位、出現間隙、牙齒鬆動甚至脫落、對冷熱敏感，牙齒有痠軟無力感。

預防方法

若要防止牙周病的發生，必須做到下列幾件事：

· **飯後睡前澈底且正確地刷牙與使用牙線。**

· **維持均衡飲食，降低「危險促進因子」：**

　均衡攝取各類基本食物，如穀類、水果、蔬菜、肉類、乳製品，避免正餐間吃零食，以及遠離抽菸、控制糖尿病、身心壓力等。

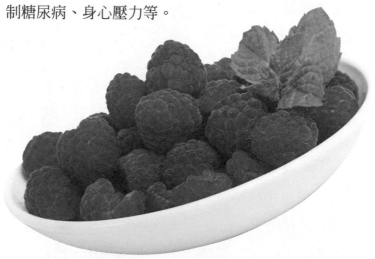

▲　均衡攝取水果、穀類等食物，是預防牙周病的方法之一。

· **定期看牙醫：**

　定期檢查牙齒、牙周與口腔狀況，並清除牙結石。

牙髓病變

　　牙齒的中央有一個中空的「空間」，稱為「牙髓腔」；裡面容納了神經、血管、結締組織等，稱為「牙髓」，專門供給牙齒的營養與生命，但牙髓腔並非是一個封閉的空間。所謂的「牙髓病變」，乃指牙髓腔內的組織受到外界各式刺激或病菌侵犯，導致牙髓產生發炎或膿腫等。其主要的病變與症狀如下：

A. 急性牙髓炎

　　即牙髓組織急性發炎的病變。組織會紅腫，牙髓腔內部壓力增加，牙齒呈現自發性的劇烈陣陣抽痛，常與脈搏波動同步，躺下時則疼痛加劇。主要發生原因為齲齒已蛀蝕到牙髓，或牙齒龜裂、創傷波及牙髓，引起急性發炎。

B. 慢性牙髓炎

　　即牙髓組織慢性發炎的病變，可能由急性病變轉成慢性病變，或牙髓腔長期受外界慢性刺激所致，如次發性蛀牙、不良填補物等。其症狀多屬鈍鈍的痛，隱隱做痛，不咬不痛，咬下去更加疼痛，且對冷熱食物相當敏感。

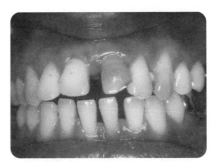

C. 牙髓壞死

　　即牙髓腔的組織壞死，常由急性病變轉成慢性病變，再

▲ 牙髓壞死，牙齒變色（左上正中門牙）

轉成牙髓組織壞死病變。此時牙齒沒有活性，顏色變成深褐色，吃冷吃熱也不會有症狀，無明顯咬物時的疼痛出現，常隨身體免疫狀況或刺激原轉變成其他急性症狀。

D. 牙髓膿腫

牙齒壞死時，其壞死的組織仍存在牙髓腔內，當另有更強的刺激物或身體抵抗力下降、免疫系統遭受破壞時，殘留的牙髓組織將再經過一番「大戰」，一些防衛細胞抵抗的結果，即變成化膿，存在牙髓腔內，引起腫脹疼痛。

E. 牙根尖周圍病變

當牙髓病變時，病菌毒素很容易藉牙根尖孔傳至周圍附近的齒槽骨組織，引起發炎或膿腫病變。

補充說明

牙髓也就是一般人俗稱的「牙神經」而當你喝冷水、熱湯或咀嚼食物時，牙齒即出現不適，如疼痛、甚至是腫脹等，你有可能是發生了牙髓病變，最好趕快就醫檢查。

牙根尖周圍病變

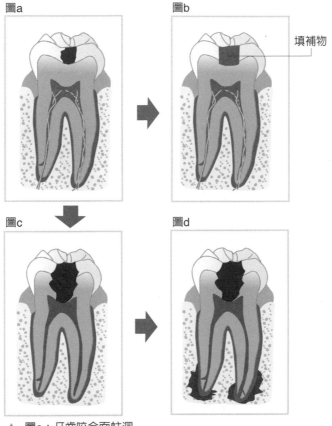

填補物

▲ 圖a：牙齒咬合面蛀洞
　圖b：經治療，把蛀蝕拿掉，以填補物復形
　圖c：若牙齒蛀洞波及牙髓，細菌跑入牙髓內，引起
　　　　牙髓炎
　圖d：牙髓炎中，細菌會隨牙髓分布至牙根尖孔，滲
　　　　入根尖周圍的齒槽骨，引起根尖周圍齒槽骨發
　　　　炎

口瘡

即所謂潰瘍，是指任何原因所造成的表皮喪失，其中口腔黏膜的潰瘍（俗稱「嘴破」）是常見的口腔病癥，會伴隨著不同程度的疼痛，是許多疾病的表徵，因而值得大家留意。

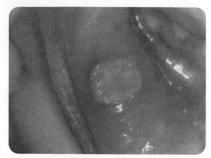

▲ 口腔潰瘍

致病原因

一般而言，口腔黏膜潰瘍的發生原因，大概可分為以下幾種狀況：

· **機械性的刺激傷害：**

如堅硬的食物、不適的假牙。

· **腐蝕性化學物質的灼傷刺激：**

如強酸、強鹼所造成的黏膜灼傷。

· **溫度的灼傷：**

如高溫的熱湯或低溫的冷凍食物，對口腔黏膜產生燙傷或凍傷。

· **病毒或微生物的入侵：**

如HSV-I病毒感染引起急性疱疹齒齦口腔炎、輪狀螺旋體病毒感染，造成急性壞死潰瘍性牙齦炎。

· **免疫系統異常：**

如糜爛性扁平苔癬、天疱瘡等。

· **口腔黏膜的癌病變：**

如麟狀上皮細胞口腔癌所呈現口腔黏膜潰瘍等。

· **系統性疾病合併口腔黏膜病灶：**

如手足口症、紅斑性狼瘡。

典型症狀

口腔中常見的潰瘍，有創傷性潰瘍、單純疱疹病毒感染等，這些潰瘍形成後，患者會感覺相當疼痛，同時潰瘍周圍會有一圈發炎的紅暈，邊緣是平坦且沒有硬化現象。通常在適當的治療後，最遲 2 週內應會完全癒合。

解決之道

目前常用的治療藥物為低劑量的類固醇藥膏，如 Dexaltan、Kenalog，主要是加速傷口癒合，一天可抹 3~4 次；如果是超過 10 天以上仍無法自行癒合的潰瘍，必須及時就醫檢查，找牙醫師做詳盡的「鑑別診斷」，以利治療。

補充說明

「嘴破擦鹽巴會好」？這是非常錯誤的觀念，千萬別以為鹽巴可以殺菌，那你就大錯特錯了，如此非但得不到治療口瘡的效果，嚴重的話，反而會造成黏膜表面組織壞死，引發更多的問題。

阻生智齒

基本上，牙齒是依序長在上下顎骨上。在人類進化過程中，上下顎骨最後端可容納牙齒的空間有變小的趨勢。因此，最後萌發的第三大臼齒往往沒有空間可以生長，常會長歪或橫躺，以致無法正常向上

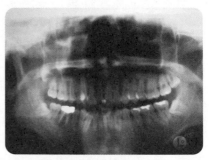

▲ 局部埋伏齒之X光片

自然萌發，變成所謂的「埋伏齒」或「局部埋伏齒」。

典型症狀及併發症

由於這些牙齒位置不正確，容易藏污納垢，常會造成前面第二大臼齒的牙頸部或根部蛀牙，或是第三大臼齒（智齒）牙冠周圍組織炎，或是智齒本身蛀牙發炎。同時，該牙齒位居口腔後面，受解剖構造影響，一旦發炎腫脹，常造成蜂窩性組織炎，導致臉部腫脹、無法開口，嚴重者會產生全身性併發症，如發燒、急性感染，甚至威脅生命。

解決之道

倘若智齒是局部埋伏齒或水平埋伏齒，一般牙醫都會建議拔除。在拔除的過程中，由於齒槽骨的去除有限，對臉部「變瘦」的影響也同樣有限，除非是因智齒引起的發炎造成臉部腫脹，經拔除後腫脹消除，臉部也隨之變「瘦」，否則，拔除智齒並不會像坊間所流傳會瘦臉！

不過，仍有爲數不少的智齒生長並非「水平埋伏」，而是正常的長在齒列最後端；倘若該長正的智齒咬合正常，有咀嚼功能且又可清潔，並不建議拔除；但若位居太後面，導致無法咬合或不易清潔，則會建議拔除，永絕「後患」。

補充說明

倘若智齒正在「發炎」，經牙醫師認定為「急性期」，一般並不急著拔除，而是先給予抗生素與症狀的治療。病患則務必保持口腔衛生，等急性期一過再施行拔除手術，避免急性期拔除智齒易有細菌感染蔓延的可能性發生。

敏感牙齒

所謂的「牙本質敏感覺症」，特指牙本質裸露，當受到外界刺激時，所引起的一種短暫痠軟感覺，甚至疼痛。因此，凡是容易使牙本質暴露的因素，皆為牙本質敏感症的因素。

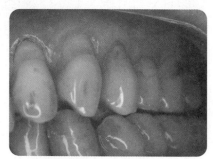
▲ 牙本質耗損

致病原因

其主要原因為：不當的口腔衛生習慣，如使用不當的牙刷、不正確的刷牙方法與過度用力的刷牙，使牙齒琺瑯質磨耗、牙齦萎縮，牙本質裸露；常攝取痠性食物，導致牙齒表面腐蝕，牙本質暴露；不正常的咬合、夜間磨牙或咀嚼檳榔等，使牙齒琺瑯質嚴重磨耗；不良的口腔衛生，使口內牙菌斑產生痠性物質，溶解牙齒礦物質，引起蛀蝕，若波及牙本質則易發生痠痛。

解決之道

臨床上如何將暴露的牙本質小管封閉，為其治療的主要原則及方法如下：

· **使用去敏感牙膏：**

如含有5％硝酸鉀的去敏感

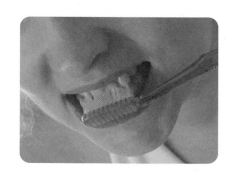

牙膏，其顆粒在長期使用下，可以達到去敏感效果。

· **牙本質小管堵塞劑：**

　利用一些可溶性鹽類，如氟化物、草酸鹽類、鈣的複合物等，可與牙齒內的離子產生作用，形成不溶性的結晶，以阻塞小管開口。

· **雷射治療：**

　雷射可將牙本質熔融，使牙本質表面封閉，以達到去敏感。

· **復形物填補：**

　若牙齒結構已缺損很大，或是一般的去敏感方法沒有成效時，可考慮以復形物填補。如利用複合樹脂或是玻璃離子黏著劑來復形，均可成功的改善牙本質敏感症狀。

　　以上各種方法皆有其優缺點，當您有牙齒痠軟的現象時，還是建議及早看牙醫師，經過正確診斷後，給予正確的治療方式，才是解決牙齒痠軟的不二法門！

補充說明

避免攝取太多酸性食物，像是可樂等飲料，而在攝食後，切記需立即刷牙，那是因為酸性物質會使牙齒表面有暫時性的脫鈣現象，最好能用飯後進行清潔。

蜂窩性組織炎

所謂「蜂窩性組織炎」，特指軟組織內之瀰漫性化膿發炎疾病，發炎部位不只侷限於一處，在臨床上以鏈球菌及葡萄球菌感染最為常見。感染後會造成組織壞死及膿液堆積，並沿組織間隙及筋膜往外蔓延，進而造成廣泛性炎症，而受侵犯的組織會有發紅、腫脹、疼痛、發熱等症狀。

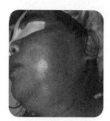

▲ 顏面蜂窩性組織炎

致病原因及典型症狀

在顏面部及頸部的蜂窩性組織炎中，最常見的原因為牙齒感染，如齲齒、牙周病、牙根尖膿瘍、骨髓炎、牙周膜感染、拔牙不當後感染及顎骨骨折等。在臨床上的病徵，可見患部組織發紅、腫脹、觸摸時有硬塊感及觸痛情形。若是較淺層皮膚組織感染，則皮膚外觀會呈紫色或紅斑狀；若感染為組織深處，則皮膚外觀正常，但會有張口困難、吞嚥不易，甚至合併呼吸困難而有生命的危險。

可能的併發症

顏面部及頸部的蜂窩組性織炎，在治療上需及時處理，不然，感染會沿著組織間隙從頭部往下蔓延到頸部、喉部，造成的腫脹會影響呼吸與吞嚥；若擴散到頸靜脈，則可能造成腦部栓塞，或是侵蝕血管壁，造成致命的出血；再往下擴散則到胸部的縱隔腔，造成縱隔腔炎，若不緊急開刀，也是致命的急

症；若細菌侵入到血液裡，則造成菌血症，嚴重者變成敗血症而休克死亡。

預防方法

如何預防顏面或頸部發生蜂窩性組織炎？最主要的方法是避免牙齒病變或口腔遭受感染發炎，所以有齲齒及牙周病等口腔疾病時，應趁早治療，保持口腔衛生。拔牙後注意傷口癒合情形，若有持續性腫痛，宜就醫治療。若血糖偏高的病患，宜注意血糖控制。

補充說明

拔牙是常見的牙科手術，但也千萬別大意，尤其拔智齒或後面的大牙時，因為這些牙齒的牙根較粗，拔出後傷口較大，而口腔因經常接觸食物，偶會有食物殘渣的積存，若不注意，一旦感染控制不當易引起蜂窩性組織炎。

第二節
令人難以啓齒的口腔問題

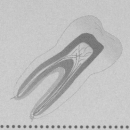

牙齒位在人體臉部的正前方,任何說話、咀嚼都需
要牽涉牙齒的碰觸與露白,倘若牙齒缺損、形狀有
異、排列不整、顏色不白,則會影響門面、說話、
人際及自尊心,其影響層面不小!

發育變異的牙齒

32顆牙齒中，有大有小、有尖有鈍，但並非每顆牙齒都「乖乖地」按照標準形狀與大小來生長發育，在「正常的變異」中，如上顎側門牙形狀變小，使得牙齒無法緊密靠攏，造成明顯縫隙，講話易漏風，外形又不雅；另外在「後天因素」方面，最常見為牙齒撞傷斷裂或齲齒，導致牙齒外觀形狀受影響。

解決之道

首先應診斷引起牙齒形狀異常的原因。大部分的牙齒形狀異常可分為「先天性」與「後天性」因素，「局部性」與「全面性」影響，找出原因後，再依牙齒形狀變異的程度、數量與排列等關係因素，給予不同且適當的牙齒美容，其方式包括：齒列矯正治療、牙體復形、牙冠製作、人工牙齦等。

・單顆牙齒形狀變異：

倘若牙齒排列尚可，口中只出現單一牙齒形狀怪異，進而影響美觀時，則可考慮直接用樹脂填補修復，或瓷牙牙冠復形，或以陶瓷貼片等方式。

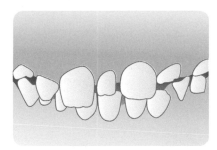

▲ 單顆牙齒形狀變異

· **多顆牙齒形狀變異：**

若是多顆牙齒被撞斷裂，引
起牙齒外觀變異，則視斷裂
程度與部分而定。輕微者可
直接以樹脂填補修復或陶瓷
貼片，嚴重者則需作根管治
療，再做牙橋，然後製作瓷
牙冠，恢復外形。

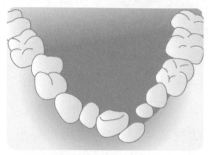

▲ 多顆牙齒形狀變異

· **牙齒尺寸變小：**

若是牙齒尺寸變小，而牙弓
不變，導致明顯牙縫，則可
用齒列矯正將所有牙齒靠
攏，關閉縫隙，但也可用瓷
牙冠或樹脂填補方式修復。

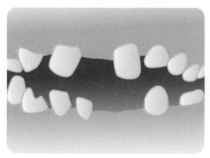

▲ 牙齒變小，造成牙間隙縫，牙齒發
育變異。

· **牙齒異位生長：**

若是「牙齒異位生長」，如
犬齒長在側門牙的位置，則
可用齒列矯正改變牙齒排列
位置，或直接以樹脂填補，
或製作瓷牙冠方式恢復牙齒
形狀。

牙齒黯淡無光發黃變色

牙齒的顏色主要受表面1~1.5mm透明琺瑯質及其內層2~2.5mm淺黃色的牙本質影響，整體的呈現是具有光澤的淡黃色，而非白紙的「白」色。牙齒變色的發生原因可分成內在性與外在性，如小時候吃抗生素（四環黴素），該藥會沈積在發育牙齒的牙本質中，使牙齒呈現黃色至黑褐色。

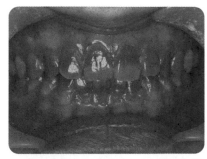

▲ 幼時服用四環黴素，引起牙齒變色。

除了內在牙齒顏色的改變因素外，牙齒常因外在因素而變色，如長期抽菸、喝茶、喝咖啡、牙結石沈積，使牙齒表面染上一層色素粒子；又如假牙製作顏色搭配不良或補牙材料變色，都容易引起牙齒外觀色澤改變。

解決之道

在治療上，凡是外在因素引起牙齒顏色改變，可用牙結石刮除術（俗稱洗牙），或噴砂機將牙齒表面色素沈澱物去除，恢復牙齒原貌。

補充說明

有些人常喜歡吃有色素的食物，如咖哩、喝茶、喝咖啡及抽菸等，很容易就讓一些色素滲透到牙齒的琺瑯質中，造成牙齒越來越黃，為避免將來有這方面的困擾，最好是能夠改變飲食習慣。

倘若牙齒因鈣化不全或蛀牙引起變色，則可靠樹脂填補、作瓷牙套、瓷貼片，或時尚最流行的3D齒雕等方式來使牙齒顏色恢復正常或變白。倘若是牙齒本身齒質變黃，則可利用漂白方式來達到效果。

牙齒漂白前後對照圖

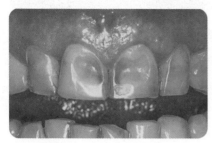 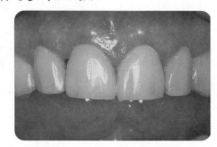

▲ 漂白前　　　　　　　　　▲ 漂白後

　　目前最新的方法為使用鐳射或冷光牙齒漂白，利用特定波長的光激化特殊配製的漂白藥劑，可以在短時間內將牙齒的顏色變淡。一般而言，牙齒的漂白只能改變其色階（chroma），不能改變其彩度（hue），如偏黃的牙齒無法變成偏灰的牙齒，但可以將偏黃或偏灰的牙齒，在其色系內變淡，降低色階，顯現較白的感覺。這種快速最新的方法，也面臨兩大問題，一為安全性，二為是否漂白效果會褪色。

影響美觀的齒顎問題

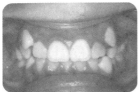

▲ 虎牙齒列不齊

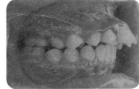

▲ 上顎暴牙

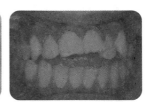

▲ 開咬

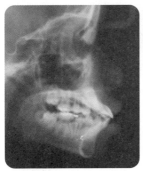

▲ 雙顎暴牙

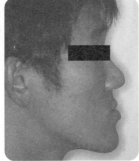

▲ 戽斗（下顎前突）

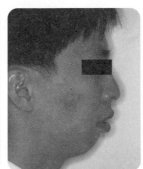

▲ 下顎過短

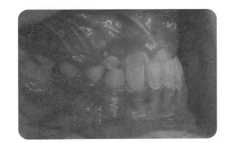

▲ 倒咬

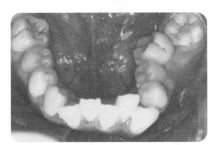

▲ 牙弓塌陷

　　常見的齒列不齊與顎骨畸形如為單純牙齒排列問題，像是牙齒不整齊，虎牙、暴牙、開咬、倒咬等，常可藉矯正治療解決。但如為顎骨異常問題，像是下顎前突（戽斗）、下顎過短、上顎過長（骨性暴牙）、上顎過短、上顎骨之上下高度過長、前牙開放性咬合（骨性開咬）、臉部左右不對稱等，引起

顏面外觀的不協調，大部分是遺傳造成的結果，常需藉牙齒矯正合併正顎手術治療。

戽斗

以常見的戽斗為例，正常人上顎位置皆較下顎骨（即下巴）前面，但下顎太大、位置前突或上顎凹陷時，則呈現下巴戽斗的外觀；此時，下排牙齒咬在上排牙齒的外側，稱為「前牙倒咬」（正常應為上排前牙咬在下排前牙外側約1~2mm），即「地包天」或「戽斗」，嚴重者會導致前牙無法切咬食物、說話障礙及心理問題等。大部分治療須藉外科手術及齒顎矯正，以恢復成正常和諧的外觀與牙齒功能。

其他顎骨發育異常

其他顏面顎骨發育異常，大部分也須藉外科手術及齒顎矯正來完成，手術方法有很多種，原則上是截長補短，譬如下巴過長者，將下顎骨切斷後往後退，或取出一段骨頭，使下巴往後；顎骨過短時，則將骨頭切斷往前推出。

由於齒列顎骨畸形者常伴隨咬合不正，除手術治療將顎骨放到正常位置外，還須由齒列矯正醫師將牙齒排列整齊，才能得到良好的外觀與功能正常良好的咬合。

補充說明

小時候如果牙齒長歪了，家中的大人都會叫小孩子用舌頭或用手去推，好讓牙齒能夠歸位，其實，這種方法並不能成功的矯正，正確的方法還是交給專業醫師診治處理才對。

顳顎關節症候群

顳顎關節組織

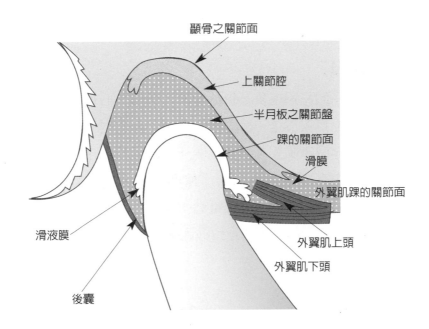

顳骨之關節面

上關節腔

半月板之關節盤

踝的關節面

滑膜

外翼肌踝的關節面

外翼肌上頭

外翼肌下頭

滑液膜

後囊

　　在日常生活中，倘若吃飯時嘴巴張不開，咬不動，張口時嘴巴會「喀喀」地響，打哈欠時耳朵附近會痛，早晨醒來刷牙時，牙刷伸不進，經常感到頭痛、脖子痛、牙齒咬合怪異，不知要咬哪裡，常令人困擾與痛苦，此時你可能已罹患顳顎關節症候群。

何謂「顳顎關節症候群」

　　所謂「顳顎關節症候群」，乃指下巴和頭顱相連的關節──顳顎關節本身及其周圍組織肌肉產生機能失調、疼痛等症候的

總稱。其主要問題是骨和骨之間的纖維軟墊「關節盤」發生變形、異位或破裂，致使張口時因相互擠壓而發生「喀喀」聲，有時會伴隨劇烈疼痛，但大部分時候並不太會痛。另外，和下巴運動有關的肌肉，包括頭部兩側太陽穴附近、臉頰和固定頭顱的頸、肩肌肉，會因收縮過度而緊繃或痠痛。

致病原因

其發生的原因很多，包括牙齒、肌肉、心理因素等，對顳顎關節而言可視爲是一種傷害的累積，這些傷害包括拉擊、啃硬物、看牙時嘴張太久、夜間磨牙、咬緊牙關、壓力大、情緒不好、睡眠障礙等，會加重這種現象。另外，不良的口腔習慣、不良的頭頸姿勢、心理壓力、咬合不正、韌帶鬆弛、脊椎不正、全身性關節炎等皆是致病因素。

解決之道

在治療方面，顳顎關節的問題除了急性疼痛外，通常採用關節矯治、肌肉復健等針對病因的行爲療法；嚴重的病例如關節盤破洞、關節變形等，必要時須以外科手術方式處理，包括

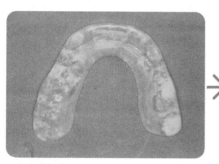
▲ 咬合板

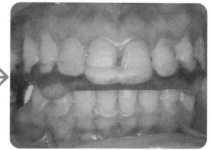
▲ 將咬合板放入口中

關節鏡手術、下顎關節頭切除、關節盤造型術、人工關節置換等。因此，適時的診斷與治療，是治療顳顎關節障礙的關鍵與法則，長期的耐心與放鬆是成功治療不可或缺的要素！

補充說明

週末假日，尤其是過年期間，大家免不了大吃大喝一番，但吃多了牛肉乾、魷魚絲等食物後，會出現嘴巴痠痛，甚至是張不開的情形，這可能是因為過度咀嚼所引發的顳顎關節症候群。

口臭

　　口臭是一種現象，並不是一種疾病，但其背後所顯示的警訊卻可能代表身體的某些器官組織有異常現象，值得特別注意與就醫檢查。

致病原因

　　一般而言，口臭的原因大致可分為口腔內與口腔外；有近八成以上的口臭皆來自口腔內牙齒或牙周組織，特別是睡覺前沒作好口腔清潔或牙周病者。口水有抑細菌的作用，也有沖洗的作用，若口水變少時，會造成口腔細菌孳生，容易得到牙周病，口臭的機會也變高。此外不當的飲食習慣與抽菸習慣，也與口臭緊密相關。

可能隱藏的身體警訊

　　至於全身性疾病這類型原因所占比例較小，但卻是口臭可能隱藏身體疾病最嚴重的部分，其中包括—

・**鼻道異味：**

臭味是來自鼻腔，而非口腔，通常意味著鼻腔感染。

・**呼吸道病變：**

如氣管肺部的感染、慢性氣管炎、肺結核。

・**腎臟病變：**

如腎衰竭、腎功能異常、尿毒症患者。

・**肝病變：**

肝衰竭、肝硬化患者之口腔有老鼠的臭味。

．**消化道病變**：

　如食道憩室、胃炎、消化不良、便秘也可能造成口臭。

．**其他代謝上的疾病。**

解決之道

　　咀嚼口香糖或使用漱口水、噴霧劑，只是暫時讓口齒芳香，口氣變好，要澈底解決口臭之道，應請牙醫師作好仔細的檢查與評估。如果是牙周炎或口腔衛生不良、牙齒蛀蝕等引起之口臭，則需澈底治療牙疾及學習正確的刷牙方法，使用牙線、牙間刷等工具，必要時才輔以漱口水或特殊牙膏；其次則是改善不良飲食習慣與阻斷抽菸。若不是上述原因時，則需會診耳鼻喉科或內科醫師，共同找出病因，加以根治。

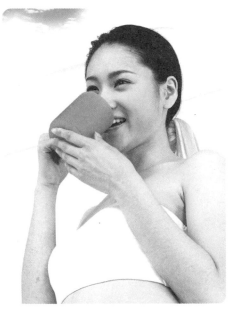

▲ 使用漱口水並非永久解決口臭之道，有其問題還是需經牙醫檢查，才能找出原因，對症改善。

補充說明

大部分有口臭的人，本身並不自知，除非是有人反應。為避免這種尷尬的情形發生，自我檢測的最佳方法是用雙手摀住口鼻，然後呼氣在掌心聞聞看，倘若氣味不佳，那就要趕緊想辦法搶救囉！

第三節
危及生命的殺手疾病

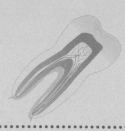

口腔癌是口腔病變中，能危及生命的疾病，其產生
的因素很多，至目前為止，研究指出，抽菸、喝酒
又咀嚼檳榔者，罹患口腔癌的機率是正常人的123
倍，且口腔癌已列入國內十大癌症死亡率內，國人
不可不慎！

口腔癌

　　所謂的「口腔癌」，泛指口腔中軟組織及硬組織所有惡性病變的總稱，臺灣以頰黏膜及舌頭為較常見。此外，口腔癌也會從四周相連接的器官蔓延至頭部或頸部，有時還會經由血管或淋巴系統轉移到身體更遠的部位。

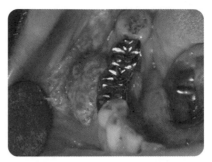

▲　口腔癌。

致病原因

　　目前發生口腔癌的原因並不明確，但大致可歸納成「內在性」及「外在性」因素；前者是指與生俱來的遺傳基因或個人免疫功能失常等，而後者則包括抽煙、嚼檳榔、喝酒、陽光曝曬或化學物質刺激等不良外在環境因素。至於口腔環境中長期的刺激因素，包括口腔衛生不佳、溫度或化學物質刺激及殘存牙根，或不合適假牙之慢性機械性創傷等，這些都可能是誘發口腔癌發生的原因。

典型症狀

常見的口腔癌發生症狀為─

‧白斑症：

　　即口腔黏膜出現白色病灶，可能為「癌前期」病灶，也可能轉變為口腔上皮癌，發生機率約3%~10%，而形成原因大都

是慢性磨擦刺激所致，如吸菸、嚼食檳榔、飲酒等。

· **紅斑症：**

即口腔黏膜出現紅斑病灶，其惡性轉形比率較單純的白斑症高，尤其是一些紅白交雜的病灶，其惡性轉形比率可高達9%~15%。

· **口腔中不明原因之腫塊、突起或硬物：**

尤其是發生在上顎及口底部，多數的惡性腫大通常摸起來較硬，且表面很容易產生潰瘍。

· **長期口腔黏膜潰瘍：**

若是口腔癌所引起的潰瘍，成火山口狀，邊緣鼓起，硬化且固定較不痛，對傳統治療無效，超過2週以上無法癒合；若有以上任何一種臨床癥狀，必須立即進行切片檢查，以確定診斷。

· **其他症狀：**

如口腔內不明原因的出血、黑色病變、麻木感、骨頭腫脹疼痛、舌頭活動不順暢等，均要查明原因。

倘若發生口腔癌，初期或局部性口腔癌之治癒率相當高，5年的存活率約為50%~80%；若能早期診斷、早期治療，事實上，口腔癌是可以治癒的！

預防方法

若要預防口腔癌的發生，最簡單的方法就是每半年定期做口腔檢查，遠離易引起口腔癌的刺激物，減少嚼食檳榔，勿酗酒抽菸，保持口腔衛生，尤其常做口腔自我檢查，例如：觀察

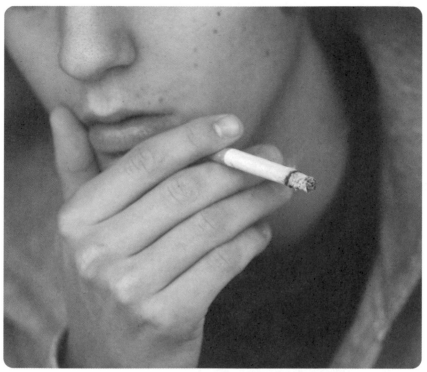

▲ 抽菸、酗酒與嚼檳榔族是口腔癌的高危險群，更需定期做口腔檢查。

臉部及頭部有無腫大，嘴唇、牙齦、舌頭、口底及口腔黏膜有
無變色、異樣、腫脹、突起及長期潰瘍。

補充說明

口腔癌的復發大都在3年內，
而有15~20％的口腔癌患者，
會在口腔或附近黏膜發生所
謂的「第二原發癌」，因此即
使原先癌症已經治癒，患者
仍須長期加以追蹤注意，以
防復發。

第四節
照護全家人的口腔健康

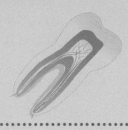

口腔保健是維護口腔健康的不二法門,從嬰兒期開始至銀髮族,每一階段有不同的口腔照護重點;不過,飯後睡前刷牙及使用牙線,是防止蛀牙與牙周病的利器!

一般民眾的口腔保健

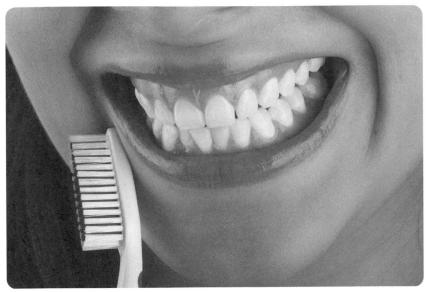

▲ 擁有潔白整齊的美牙，人人稱羨，相對代價也不貲。

　　大多數人找上牙醫，都是想要馬上解決疼痛問題，但就醫前還是要有一些正確的觀念。

· **對「牙齒治療」的結果，不能有異常的期待。**

　　大部分的「牙齒治療」是要解決牙齒及其相關組織的疼痛，並變得更美麗與健康，但對「美」的認知，常因個人條件不同而有所誤差，因此，在看牙醫師前，絕對不能有情緒性的期待，一切仍應以醫學範疇為依歸。

· **大部分的「牙齒治療」療程較長，有些甚至需要自費。**

　　牙齒的診治，大部分有健保給付，但與「牙齒美容」有關的治療，都屬自費且費用不低；所以在就醫前都必須做好時間

規劃、有耐心與毅力，以及充分配合牙科醫師的指示，才能順利完成。

· **記錄要改善的問題與訴求，準備過去的照片與資料。**

看牙前需清楚自己要改善的問題與內容，不妨在就診前將所有問題，包括：牙齒問題、全身性狀況（如吃藥有無過敏、心臟病、糖尿病等）及對牙齒的期待、希望等詳細記錄，最好能帶以前的照片以供參考。

· **事先預約掛號，確保醫療品質。**

由於牙科看診需花費較長時間，因此，一旦決定看牙的地點與主治醫師，應打電話預約掛號並約診。

· **避免濃粧艷粉，看診前應刷牙。**

看牙醫師時，穿著輕鬆、舒適爲主，不必濃粧艷粉，尤其是擦口紅；另外，看牙前務必避免吃味道腥濃的食物，也要把牙齒刷乾淨後，才去看牙醫師。

補充說明

別以為「牙痛再看牙」，這是不對的；平常沒有牙痛並不表示牙齒健康，因為等到牙痛起來，問題已經很嚴重了。由於牙齒的損壞通常是由表面開始，這期間不一定會有任何的症狀，但經由檢查可及早發現出來。

嬰幼兒的口腔保健

這階段最易產生的「奶瓶性齲齒」，特指嬰幼兒含著整瓶奶水或其他液態食品睡覺，此時口中唾液分泌減少，高濃度奶水長時間浸泡在牙齒表面，形成細菌溫床並產生酸性分泌物，連續幾個月就會導致牙齒脫鈣蛀蝕。

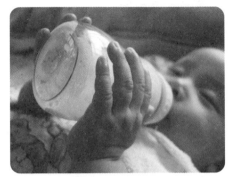

▲ 嬰幼兒的口腔保健非常重要，要避免奶瓶性齲齒，便要改掉寶寶長時間含著整瓶奶水的習慣。

奶瓶性齲齒的特徵與影響

一般而言，「奶瓶性齲齒」的特徵好發於上顎門牙唇側，使之呈黃、咖啡或黑色，質地軟軟的，嚴重者甚至蛀到只剩殘根。

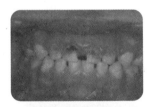

▲ 輕度奶瓶性齲齒

而且這種嚴重性的奶瓶性齲齒，對嬰幼兒將會產生下列影響：

· 消化吸收不全　　· 影響恆牙發育
· 美觀與說話障礙　· 顏面發育不平衡
· 引發全身性問題

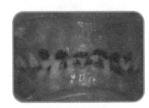

▲ 重度奶瓶性齲齒

預防方法

針對「奶瓶性齲齒」的預防，提供下列幾項建議：

- **縮短餵食時間**：

  最好能在20分鐘內餵食完畢。

- **養成潔牙習慣**：

  幼兒長牙以前，用紗布沾水清潔齒槽口腔內的奶汁，長牙後改以牙刷刷牙。

- **改掉睡前喝奶習慣**。

- **氟化物預防蛀牙**：

  對於3歲以下的小朋友，建議使用氟錠。

- **定期口腔檢查**：

  最好固定3~6個月找牙醫師做定期檢查。

　　就孩童看牙而言，4歲以上的孩童，大都可達某種程度的溝通；但4歲以下無理解力的孩童，因無法溝通或溝通效果有限，在臨床上常採「強制治療」或鎮靜麻醉等方法。

注意事項

　　建議父母避免在小孩面前訴說本身看牙的痛苦治療經驗，它會使小孩產生「先入為主」的恐懼感。不要用賄賂的手段騙小孩上牙醫院所，也要避免威脅或恐嚇小孩，如「不乖就叫牙醫叔叔拔牙齒」，應多正面或鼓勵性的對話，如「只要勇敢的看牙醫師，就會有很好的獎勵」等。

補充說明

有許多父母認為乳牙會再更換，所以蛀掉了也沒有關係，反正將來會再長新牙，其實這是非常錯誤的觀念。因為乳牙若是過早蛀掉或脫落，將可能對未來恆牙的成長發育造成不良的影響，仍應小心注意才是。

小孩吸吮手指會影響牙齒發育？！

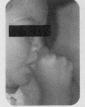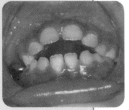

吸吮手指對口腔的影響，需視吸吮的時間長短、次數多寡、力量大小及年齡來決定。若恆門牙萌發前（7歲左右），停止吸手指的習慣，對口顎系統沒有太大影響；但在混合齒列期（6至12歲），仍繼續吸手指，則易影響口顎系統的發育與形態，例如上顎門牙前

▲ 小孩吸吮手指會影響牙齒發育

暴、下顎門牙後傾、嚴重者除引起暴牙、顎骨畸型發育等美觀問題外，還會造成咀嚼及發音障礙等問題。

解決之道

醫師需與小孩、家長保持良好的溝通管道與關係，並採漸進持續的鼓勵、獎勵等「正面積極性」的治療態度，而非處罰、懲責、打罵等「負面消極性」的處理方式，如在吸吮手指上放藥、塗色、戴手套或綑綁固定。

咬指甲對牙齒也有不良影響

還有很多小孩喜歡咬指甲，可以推測出小孩潛伏性的焦慮與不安，甚至缺乏安全感；這是一種正常反應動作，對口顎系統並無特別影響。不過，持續長時間地咬指甲，則會對牙齒產生外移與慢性創傷，而若欲阻斷這種習慣，可先從焦慮行為的解除，以及「正趨性」的勸阻等方式來進行。

長期「咬唇」易造成牙齒變形

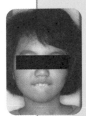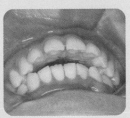

至於「長期」施展咬唇結果，易產生上牙外暴，上下牙水平距離增加；易使下牙外翻，下巴習慣性前突運動，造成上下牙齒「地包天」的「假性戽」；易使上下牙內傾，而以上三種情形，皆易造成嘴唇受傷，有明顯咬痕，唇面旁邊皮膚龜裂、粗糙、乾燥等不良影響。

▲ 小孩咬唇會產生牙齒變形

若要阻斷這種不良習慣，另可藉吹奏樂器來改變牙唇間的關係，轉移咬唇的習慣慾念。此外，由於「咬唇」的成因與「咬指甲」類似，所以也需考慮緊張、焦慮的紓解與心理方面的輔導。

懷孕婦女的的口腔保健

俗話說：「生一個孩子，壞一顆牙齒」，孕婦由於懷孕期間胃口改變、食量增加以及行動不便等，使得食物殘渣於口中殘留的時間增加，造成蛀牙的機率大增；加上荷爾蒙分泌的變化，牙齦易受影響而發炎。因此，懷孕婦女尤其需要注意口腔衛生。

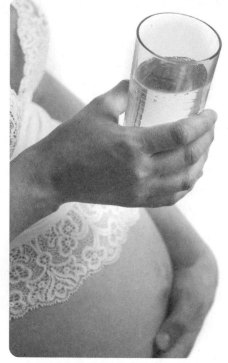

▲ 懷孕前最好先做妥口腔檢查，以免懷孕期間發生需治療牙齒的困擾與危險。

懷孕期間，最常發生下列幾種口腔疾病：

牙周病

懷孕期間身體某些荷爾蒙分泌的變化，易讓口腔衛生不良的孕婦牙齦產生慢性發炎，導致牙齦腫大宛若「瘤」，又稱為「孕婦瘤」，其發生率約占孕婦的2%，而發生高峰多半在懷孕7個月左右。正確的口腔保健（刷牙與使用牙線），皆可有效防止「孕婦瘤」或「妊娠性牙齦炎」的發生。

齲齒

因孕婦的口味改變，偏好酸度較高的食物，或因噎酸、孕吐，使牙齒較有機會浸泡在酸性環境中，長期作用下易使牙齒脫鈣、齲齒或對冷熱酸甜產生敏感反應。

牙髓疾病

由於懷孕前未處理好齲齒的問題，導致細菌侵犯牙髓腔，引起急性牙髓炎，造成劇烈抽痛。

牙冠周圍組織炎

由於智齒長歪，易附著食物殘渣，一旦孕婦口腔衛生不良，容易引起牙齒周圍組織發炎、臉部紅腫、化膿、抽痛，需作緊急處理。

倘若孕婦罹患口腔疾病，牙科治療應以謹慎保守為原則。簡單的牙科治療，如超音波洗牙或補牙等，皆不會影響孕婦及胎兒；廣泛性或侵犯性的牙科治療，如牙周手術或拔牙等，最好採取保守作法，以緊急暫時解決症狀為主，待產後再做澈底治療。若非處理不可，必要時需會診婦產科。如需投藥，則要特別注意避免對胎兒有影響的用藥；除非真有必要，盡量避免照射 X 光，若照射時，也需有鉛衣保護。

補充說明

懷孕初期，胎兒器官正在分化，很容易受到藥品、麻醉等影響；而懷孕最後 2 個月，子宮又較為敏感，容易受到外界的刺激而發生收縮，皆不宜接受治療。唯以第 4 到第 6 個月時機較為適當。

銀髮族的口腔保健

隨著年紀的增長，身體各器官機能產生退化性的變化、全身性的老年慢性疾病增多、口腔的軟組織（牙齦、口腔黏膜等）及硬組織（牙齒、齒槽骨等）也隨之有顯著的變化，如牙周病的惡化、牙

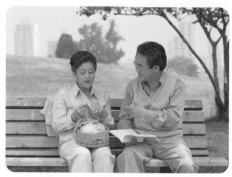

▲ 照顧好牙齒，銀髮族照樣能享有健康的口腔與吃的快活！

根齲齒的增加、老年人特有口腔黏膜疾病的增加、各式義齒假牙需求的增加等，而這些問題也會連帶影響臉部的外觀與咀嚼功能。

注意事項

因此，對銀髮族而言，看牙的內容與過程確實有其特殊考量，分別詳述如下：

‧需家屬陪伴應診：

特別是看完牙齒後的各種應注意事項，需要家屬幫忙提醒與記住。

‧保守性牙科治療為主：

在臨床上，針對老年人的口腔治療，常會碰到一些牙齒老化的特殊問題。因此，銀髮族的牙科治療多以保守性療法為主。

‧考量全身性疾病：

老年人常伴有許多全身性疾病，看牙時務必告知牙醫師；倘若有服用慢性病的藥物，更應主動告知。

· **對假牙之應有認知：**

老年人的牙科治療，以假牙的製作為主要項目。但由於老年人口腔的條件限制，常使假牙無法如真牙般使用方便，最好讓當事人能有所體認，進而克服其不適性。

· **加強口腔保健：**

老年人的雙手機能逐漸退化不靈活，因此家屬應協助做口腔保健工作，包括飯後睡前的刷牙與用牙線、假牙的保養與維護。

總之，銀髮族的口腔保健須有家屬的關心與協助，讓老年生活中也能享有健康的口腔與吃的快活！。

不同階段的口腔保健注意事項

嬰幼兒期	一長牙就需養成餵食後用乾淨濕紗布或小牙刷清潔牙齒的習慣，並嚴禁睡覺前嘴含具有糖溶液的奶瓶入睡，以避免引起「奶瓶性齲齒」，導致短時間內「上前牙」蛀蝕變黑。
學齡前期	父母應主動幫小孩潔牙，並定期造訪牙醫師，做定期口腔檢查。
學齡期	若有齲齒或齒列不整、咬合不正等現象，需及早檢查診斷與治療。
青少年期	若有各式齒列不整、咬合不正的現象，此時正為矯正治療的黃金時期。
青年期	主要為齲齒、牙周病、智齒發炎等問題的治療，一般建議拔除智齒；另有嚼食檳榔習慣者，也需注意口腔病變的發生。
中壯年期	牙齒磨耗、牙齦萎縮、假牙的選擇與製作等漸成為主要的焦點，尤需注意年紀愈大，造成牙根暴露愈多的問題。
老年期	特別注意老年人常伴有全身性疾病、免疫力差、抵抗力低等問題，故須採取保守治療。

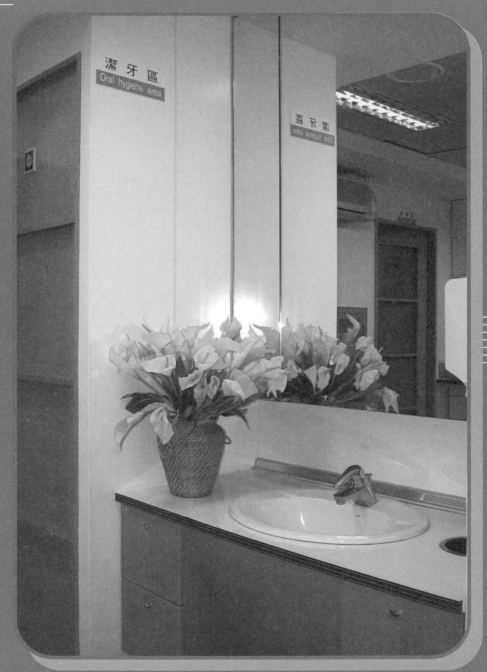

第 3 章

就醫指南

> （1）就醫前先做功課
> （2）熟知牙科的各種治療方法
> （3）中醫療法VS口腔疾病

看牙醫前應有基本的認識，才能夠使看牙過程安全順利又有效果；如就診前先搜集資料、了解看牙的目的及配合事項，同時知道自己全身性疾病狀況，主動提供牙醫師。

第一節
就醫前先做功課

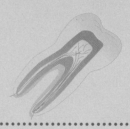

現今的看牙已非昔日的看牙，隨著牙醫科學的進
展，牙科也細分成許多次專科，每個科別看的專長
亦不同；看牙前應稍做功課，以達事半功倍之效。

找對牙醫師

由於臺灣目前為止尚未實施全面性牙科分科制度（衛生署只通過口腔顎面外科與口腔病理科，其他之牙科次專科皆有各自之專科醫學會），所以，一般的牙醫師都有能力處理一般性的牙疾，同時一般牙醫診所也多以一般牙科（即家

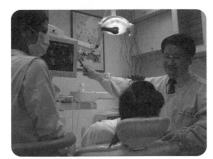
▲ 牙醫師看診情形

庭牙醫學）為主，但也已有不少專科診所；因此，民眾選擇牙醫診所時，仍可先以一般牙科診所為主，若需要特別專門的治療，可逕自找專門的牙醫師治療，或一般牙醫師治療遇到困難、瓶頸時，會轉診至專科醫師處。

如何選擇合適的牙醫師

選擇家庭牙醫師時，可考慮經由親朋好友介紹、報章媒體、居家就近或交通方便等，但首先要查看該醫師有無牙醫證照、是否能詳盡溝通與說明、看診處是否乾淨或消毒完善、態度是否親切、檢查是否仔細等。

至於要如何選擇牙科專科醫師，可直接到醫院掛門診。因為大醫院多數都具有分科制度，醫術方面較有保障，你可詳閱掛號門診表的看病指南，只不過醫院看診需花較多的時間。此外，也可選擇到私人診所就診，目前各式牙醫診所林立，可近

性高，可仔細挑選就醫診所。

　　俗語說：「醫生緣，主人福」，在資訊爆炸開放而且醫病關係頻繁的世代中，如能慎選適合自己的好牙醫師，也是一種福氣與緣分，更是口腔健康的保護神！

牙科治療科目

科別	治療項目
口腔顎面外科	各式口腔內及顏面之手術，包括門診局部麻醉手術、開刀房全身麻醉手術，以及住院病患照護等。
顳顎關節科	針對顳顎關節的問題，進行各項治療。
齒顎矯正科	針對各式齒列不整、顱顏畸形等問題，提供矯正計畫與治療。
牙體復形科	蛀牙、刷耗、磨耗、外傷、發育不全或牙齒變色等，藉由牙體復形，恢復其外型、美觀及功能。
贋復牙科	全口重建、全口義齒、局部義齒、牙冠、牙橋及各式補綴之治療。
牙周病科	牙周與周圍軟硬組織的各式手術治療。
牙髓病科	傳統牙髓病治療、牙齒漂白、牙髓病之各種手術與顯微鏡治療。
兒童牙科	孩子的行為管理、長牙、萌芽的處理、換牙的處理、外傷的處理、蛀牙預防、牙齒治療、預防性齒顎矯正等。
家庭牙醫科	牙科第一線治療，緊急處理，全方位看診，提供患者完整治療計畫與口腔保健，解決各式各樣的疑難雜症。
人工植牙科	人工牙根種植手術及各式假牙贋復治療。

看病前先自我檢查

不管你的牙齒是因為什麼問題去看醫師，看病前都要有一定的準備，如下：

・一定要了解醫師有沒有執照，對自己的病最好也要蒐集一些簡單資料。

・大家都很怕看牙齒，所以去的目的是什麼，一定要與醫生詳細溝通，而且要對自己問題瞭若指掌。

・一定要知道自己有沒有全身性的問題，像是高血壓、糖尿病、吃藥有無過敏？會不會流血不止？是不是正在洗腎？開過什麼刀？等等。

・做假牙、矯正等牽涉到美的問題時，不要有過度的期待，像是不能要求有林志玲的牙齒、林青霞的下巴，對於這樣的問題心理一定要有所準備。

・事前最好把問題寫下來。

做好這些準備時，其他的問題就交給醫師，請他用專業的判斷告訴你造成牙痛的元凶。

熟悉就醫流程

1. 病人先主述自己來看病的原因與牙齒狀況。

2. 醫師會先用眼睛觀看牙齒外觀，摸摸牙齦狀況，及審視整個口腔組織，再用工具敲打欲整治的牙齒，看疼痛感如何。

3. 綜合檢查，包括X光拍攝、取牙模、照相（口內、口外相片）等。

4. 醫師依照病史及檢查資料，做出綜合研判，列出問題提出解決方案。

5. 依照問題的優先順序訂定治療目標與計畫。

6. 跟病人解釋病情與治療計劃，確定病人完全瞭解清楚後才開始進行治療。

口腔疾病就醫流程圖

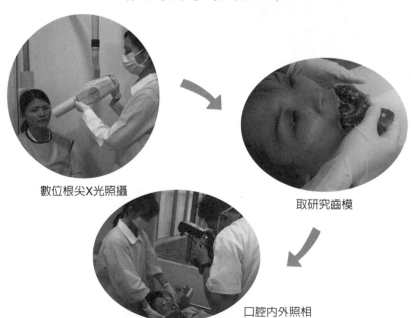

數位根尖X光照攝

取研究齒模

口腔內外照相

以牙痛為例：

　　病人主述突然牙痛，醫師會先問痛多久、痛的程度、是持續還是間接、是冷熱痛還是咬合才會痛的痛；將這些問題問清楚後，看看牙齒有無蛀洞、牙齦是否腫起、有無補過牙，再來會使用敲打、搖動、X光片等診斷方法，以確定疼痛的病因，如蛀洞嚴重引起牙髓炎，需做根管治療，最後向病人解釋再進行治療。

以整合性治療為例：

　　病人主述牙齒亂，吃東西不方便，又有缺牙、蛀牙問題，醫師接下來會先看牙齒的狀況，利用敲打、觸診等方式進行，拍全口X光片，包括單獨牙根尖片、環口X光片、側面測顱X光片等，再進行取牙模與口腔內外照相，甚至照顳顎關節X光片；最後根據檢查結果與疾病史，將問題找出來，依輕重緩急排序，訂定治療目標、治療計畫，再跟病人解釋。如應該先牙周治療、補蛀牙後，再做矯正治療，將牙齒排列整齊，最末再施以假牙贗復治療。

補充說明

拍攝一張牙齒局部X光片，輻射量約為0.06毫西弗，而依據國際放射防護委員會規定，輻射總危險量為0.0165西弗，所以，完全是在安全的範圍之內。在有絕對的必要時，牙醫師才會建議X光照相，無庸過度擔心。

常見的牙科手術

門診手術需注射局部麻醉藥劑，傷口切開後進行手術，最後再止血與縫合。手術時病患是清醒的，雖不痛，但常常會感受到壓力；牙醫師在手術前會詳細詢問病患病史，若有心臟血管、腎臟、肝臟、血液及內分泌疾病患者，必須在病情控制妥當下才能接受牙科門診手術，必要時則需住院調整、經常性給藥或予以手術前處置（如輸血、施打預防性抗生素）。

一般門診手術

以下為幾種常見的門診手術：

（1）拔牙

（2）軟組織切除

（3）硬組織切除

（4）牙周病手術

（5）牙根尖手術

（6）植牙手術

（7）骨釘矯正手術

一些較侵入性、難度較高且需時較長的手術（如口腔癌大範圍切除、正顎手術、骨折復位、蜂窩性組織炎的清創引流等），或是病人在清醒時無法與醫師配合（如年紀太小或

補充說明

大部分牙科治療皆使用局部麻醉，若施予全身麻醉則屬較複雜的手術，須在醫院進行，施予麻醉前皆需告訴牙醫師有無全身性之疾病，如高血壓、心臟病等。

太大、智力發展不足），做一般牙科處置時就必須在手術房進行全身麻醉，以達成治療的目標。

 ## 門診手術與開刀房手術比較表

名　稱	麻醉範圍	說　　明
門診手術	局部麻醉	拔牙、軟硬組織切除，以及牙周病、牙根尖、植牙或骨釘矯正手術等；若有全身性疾病患者，必須在病情控制妥當下，才能接受相關治療。
開刀房手術	全身麻醉	1.具侵入性、難度高且需時較長的手術，如：口腔癌、骨折復位、正顎手術、蜂窩性組織炎等。 2.病人在清醒時仍無法與醫師配合治療，如：年紀太小或太大、智力發展不足者等。

利用牙齒X光助診

　　由於牙齒的三分之二是埋在齒槽骨內，且本身又是無法透視的硬組織所以，在牙科的診斷與治療過程中，幾乎都需要X光的助診。像是根管治療，藉由X光片診斷，確定牙齒根管狀況、數目、長度，判斷治療困難度及檢定治療結果。其他較少用的照射法，則有電腦斷層攝影、核磁共振攝影等。

如何減少輻射暴露

　　目前牙科的X光劑量極低，尤其現在數位X光機的盛行，其放射劑量更低，但在臨床上，仍需藉各項措施，減少放射線的暴露。

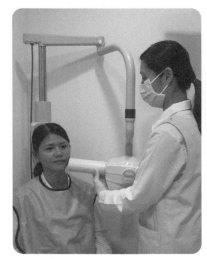

▲ 牙科照X光片情形

・儘量避免在不同醫療機構間遊走，重複照X光，易造成不必要的輻射暴露。
・在口腔健康檢查時，可以採「全口環顎X光照射」，以較小的輻射量獲得較多的資訊；若有特殊變化區域，仍須以「牙根尖X光照射」，求得更清楚的影像。
・兩年內的X光片可以提供牙醫師足夠資訊，做正確診斷，不須重複照片。
・放射線攝影機、放射線片及放射線照射技術上的專業研究與

數位化引進，有助於減少輻射暴露量。

・利用鉛片或性腺屏蔽覆蓋在一些接近X光照射的部位，及讓
病人穿鉛衣，以減低病人所接受的散射輻射。

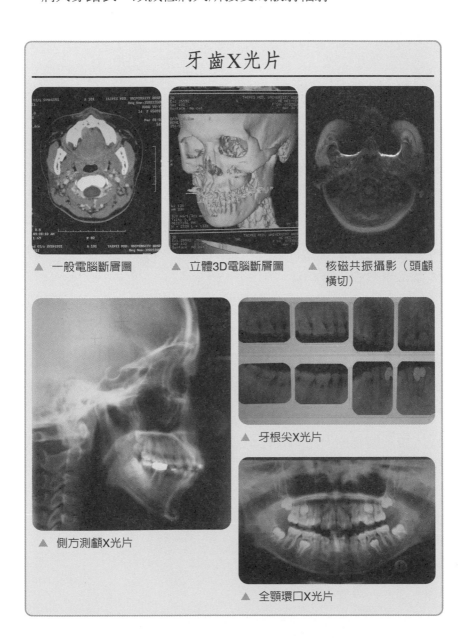

牙齒X光片

▲ 一般電腦斷層圖　　▲ 立體3D電腦斷層圖　　▲ 核磁共振攝影（頭顱橫切）

▲ 牙根尖X光片

▲ 側方測顱X光片

▲ 全顎環口X光片

無痛看牙

　　由於牙醫學的進步，無痛看牙已不是夢！牙科治療可藉一般「局部麻醉」的方式完成，也就是將麻醉藥劑帶到治療區域的感覺神經附近，阻斷神經傳導物質，以達到麻醉目的。

一般牙科常用的麻醉方法

　　依注射部位的不同，麻醉的效果也不同。注射至深部神經主幹的麻藥，可麻醉其所支配的大範圍感覺，且效果較持久，稱為「阻斷麻醉」，如拔下面大臼齒時；而針對末稍神經小量注射，以藥物擴散方式麻醉注射區域周圍，則適用於小範圍深度較淺的處置，稱為「浸潤麻醉」，如拔前面牙齒。局部麻醉所影響的是「感覺」神經，所阻斷的是「痛」的「感覺」，病人還是能感到「壓」覺。

　　至於坊間有發展各式增加無痛麻醉的輔助機器，如無痛麻醉機，其麻醉藥伸入組織的針頭為特殊設計，較一般手動注射器細小，病人幾乎感覺不到針頭的置入；其後推送藥物的速度則由微電腦控制，醫師則監控藥物的效果及藥量。穩定、緩慢、微量的推藥，使病人在不知不覺中完成局部麻醉，以順利進行其後的牙科治療。

第二節
熟知牙科的各種治療方法

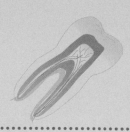

一般民眾怕看牙，主要因為怕痛，其大部分的原因
是對看牙步驟的陌生與害怕；倘若有事先的溝通、
解說，讓病人了解治療過程，能有效降低看牙恐懼
及疼痛！

拔牙手術

要拔牙之前，一定要了解爲什麼需要拔牙？最主要原因是這顆牙齒在口腔內已經沒有存在的必要，或許是已經蛀掉、牙根爛掉或者是嚴重牙周病，這些狀況都會讓這顆牙齒影響到口腔，甚至是全身的健康，所以必須除之而後快。另外，牙齒已沒有功能，或是容易藏污納垢，如智齒，會影響到前面相鄰牙齒的發展與功能，甚至還有藏在骨頭內的牙齒，都是拔牙的對象。除此之外，還有一種爲矯正治療的拔牙，雖然拔掉正常牙齒，但是爲了讓出空間，以利牙齒排列。

拔牙的種類

由於拔牙是一種手術行爲，所以拔牙前一定要做好仔細評估，注意有無全身性的問題，像是心臟病、糖尿病、洗腎、流血不止等，以避免產生不必要的後遺症，嚴重者會危及生命。至於拔牙的種類又可分爲簡單性與複雜性拔牙，簡

補充說明

拔牙後，病人最常犯的錯誤，除了以爲漱得愈勤傷口愈乾淨而頻頻漱口外，也要避免用舌頭舔舐或吸吮傷口，因爲如此會撥弄傷口上的血塊，反而容易造成傷口遲遲無法癒合，甚至是乾性齒槽炎。

單性拔牙為一般性例行簡易病例，15分鐘之內即可完成；複雜性拔牙，則需花半小時以上，甚至更久時間來進行手術性拔牙，如牙齒的牙根盤根錯節，甚至是牙齒橫向發展、智齒躲在骨頭裡面，這時都必須要把牙肉切開、骨頭去除、牙齒劈開等手術步驟。

手術後的護理

由於拔完牙的傷口不像一般手術傷口，可以用紗布覆蓋防止感染，它位於口腔內，屬於開放性傷口，加上食物隨時進出，很容易有髒東西造成感染，牙醫師都會要求病人在拔完牙後把紗布咬緊止血，而且傷口一定要有血塊凝結在裡面，才能協助傷口癒合，因此拔完牙後一定不能漱口，不要講話，不能吸、舔拔牙傷口，以免把血塊弄掉。此時口腔衛生更要保持乾淨，除例行輕輕刷牙外，必要時用漱口水輕輕漱口。拔牙後24小時內可以冰敷，之後再改成熱敷。至於到底什麼時間拔牙最好？其實須視牙齒病情而定，該拔就要拔，不論是白天晚上。但對一些特殊患者，如洗腎病人則要挑良辰吉時，因為該類病患洗腎時必須施打抗凝血劑，所以必須要等到藥效完再拔牙。

抽神經（根管治療）

根管治療過程

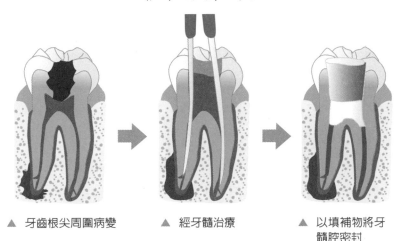

▲ 牙齒根尖周圍病變　　▲ 經牙髓治療　　▲ 以填補物將牙
　　　　　　　　　　　　　　　　　　　　　髓腔密封

　　就解剖構造而言，牙齒的三分之二埋在齒槽骨內，稱為「牙根」，最內層的牙髓腔連貫牙根，隨牙根數目不同有為數不等的根管腔（或牙髓腔），神經及血管相伴從齒槽骨經牙根尖開口進入牙髓腔，供給該顆牙齒營養與生命力。

治療過程

　　當牙齒蛀洞波及牙髓腔時，細菌會使牙髓腔內的組織發炎（紅、腫、熱、痛），導致牙髓炎，致使牙齒產生嚴重抽痛。此時需在局部麻醉下，將整個牙髓腔內的組織（包括

補充說明

大家都以為根管治療就是所謂的抽神經，事實上不只如此。須將牙髓腔的發炎組織去除，還必須將牙髓腔封填，才算是根管治療的完整療程。

神經、血管及結締組織等）清除乾淨，並非只有「抽除神經」而已；同時將牙髓腔清創擴大，再以天然橡膠材質予以封填，讓細菌無法滋生，以上整個過程就是所謂的「根管治療」。

在臨床上，整個根管治療的過程精細費時，一個單根管牙齒治療約需1~2次的看診，若碰到多根管牙齒治療時，則需3~4次的看診次數，而每次約需花費20多分鐘至1小時不等。

手術後的護理

做過根管治療的牙齒齒質將變得較脆，常需要做金屬或其他材質牙樁放入牙齒根管內，然後外面再以牙套（金屬或瓷牙套）保護起來，如此一來，本來可能拔掉的牙齒，就能獲得保留，仍可進行各種咀嚼功能。剛做完根管治療的牙齒，有時仍會稍感疼痛、腫脹數日，但隨時間增長，這些症狀逐漸會消失。

因此，當您再聽到牙齒「抽神經」時，不需再感到害怕驚慌，那其實是牙齒「根管治療」的過去說法，若牙齒蛀到牙髓腔時，還是應找合格的牙醫師，接受「根管治療」，以保障牙齒的健康。

齒顎矯正

　　齒顎矯正是將不整齊的牙齒及不正常的上下顎骨排列整齊的治療，過程非常繁瑣且費時，除了醫師之外，病人也要有一定的認識。

矯正器的種類

　　矯正器依施放位置分口外及口內矯正裝置，口內裝置又可分固定與活動裝置。口內裝置特指矯正器黏附在牙齒上，治療期間無法拆下，依材質可分金屬矯正器與透明（與牙齒同色）矯正器；而活動矯正器則特指可拿上拿下之裝置，需要依矯正醫師的指示裝戴，否則矯正效果不好。剛開始放矯正鋼線時，頭2~3天病人會覺得不舒服，之後症狀就漸漸消失，此症狀不會超過一週，尤其是每次回診調整皆有類似反應。

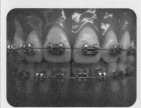 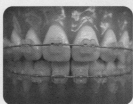 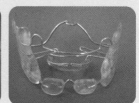

▲ 固定金屬矯正器　　　▲ 固定透明矯正器　　　▲ 活動矯正器

正規的矯正步驟流程

STEP 1 電話預約或初診掛號

STEP 2 初次矯正檢查

① X光檢查：・全顎環口X光
　　　　　　・測顱X光

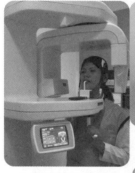

▲ 數位環口X光照攝

▲ 數位測顱X光照攝

② 照相記錄（口內、顏面）

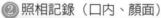

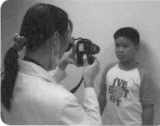

▲ 口外照相

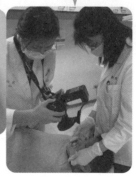

▲ 口內照相

③ 石膏模型記錄
　（口內齒列印模）

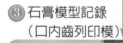

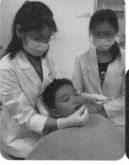

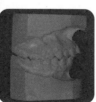

▲ 印模　　　　▲ 完成之牙模

STEP 3 資料分析與診斷 利用電腦程式分析顱顏及牙齒的各種角度，並把所有資料歸納成以下四大類：軟組織（側貌）、牙齒、骨骼、功能

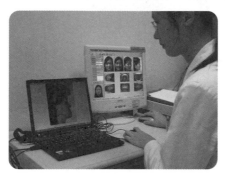

▲ 電腦分析

STEP 4 擬訂治療目標及治療計畫 以問題導向診斷法，根據每一項問題訂定治療目標及治療計畫。

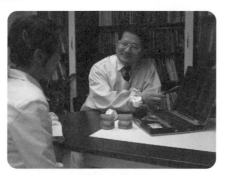

▲ 解說治療計畫

STEP 5 向病人或家長解說治療計畫 經過充分溝通與說明，並經得病人及其家屬同意、簽約後，決定開始做。

STEP 6 矯正前之一般牙科治療 即在做矯正前，需把蛀牙、牙周病都治療好，這些治療可能包括：洗牙、牙周病治療補牙、根管治療、拔牙等。

STEP 7 開始矯正治療

① 後牙齒間放分離器

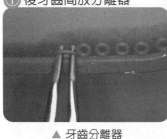

▲ 牙齒分離器

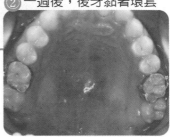

▲ 將分離器放入牙齒情形

② 一週後，後牙黏著環套

③ 牙齒磨乾淨並做好隔離
準備

④ 牙齒酸化一分鐘，再以
清水洗掉並吹乾

⑤ 以粘著劑將矯正器黏在
牙齒上

▲ 後牙黏著環套

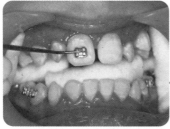

▲ 矯正器黏著牙齒上

⑥ 等黏著劑固定後，再放
入鋼線

▲ 各式矯正成
型鋼線

⑦ 教導刷牙、囑咐注意事
項

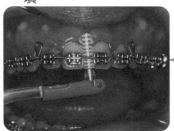

▲ 教導刷牙

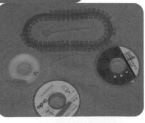

▲ 各式矯正橡皮套

STEP **8** 矯正調整期

約一年半至兩年的療程，每2～4週回診調整，包括換鋼線，或把鋼絲綁緊或拉緊，或放橡皮彈性套等。

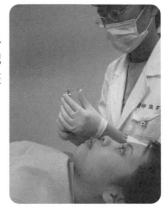

▲ 回診調整，彎折矯正鋼線情形

STEP **9** 矯正完成

① 當牙齒排列整齊，並符合完成的條件後，把鋼線拆下，取牙模準備作維持器（活動或固定）

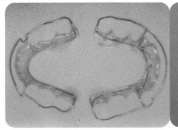 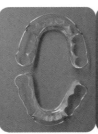 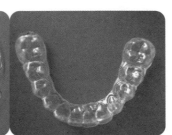

▲ 維持器　　　▲ 一般矯正維持器　　　▲ 透明矯正維持器

④ 戴上維持器（固定或活動），囑咐注意事項

② 拆掉矯正器 ←

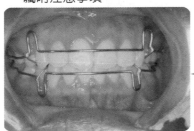

③ 把牙齒上面的膠去掉並洗牙

▲ 將維持器戴入口內情形

STEP 10 病例完成紀錄　X光檢查：
- 全顎環口X光
- 測顱X光片（側方及前後方）
- 照相紀錄（口內、顏面）
- 石模型紀錄（口內齒列印模）

STEP 11 1週後回診

STEP 12 3個月後回診

STEP 13 每隔6個月回診追蹤

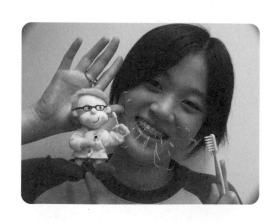

牙齒美白

　　排除掉外在因素或是牙齒鈣化不全、蛀牙引起變色，若只是牙齒本身齒質變黃，可利用漂白方式來達到效果，一般分爲「居家漂白」及「診所漂白」。

A. 居家漂白法

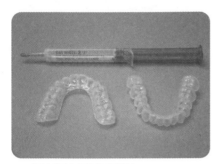

▲　居家漂白牙托及藥劑

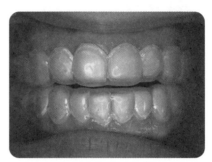

▲　居家漂白情形

　　所謂的居家漂白，是指讓病人每天戴牙套，內塗漂白藥劑，大約4至6週，此方式效果雖好，但成效較難掌握，因此，才改由牙醫師在診所進行漂白。其方法爲直接在病人牙齒上，塗以較高濃度的漂白藥劑（H_2O_2），再以不同的光刺激 H_2O_2，使其釋放自由基，將牙齒內含的有機體色素，由大分子打成小分子，使其透光反射增加，達到漂白效果。

補充說明

市售的潔白牙膏通常只是對牙齒表面有清潔作用，因其成分大都是摻了顆粒狀的細磨砂粉，僅對牙齒表面的色素有刷白的作用，無法做有效的漂白，但卻可能會有過度磨耗的情形發生。

B. 診所漂白法

目前最常用的診所漂白法，包括使用鐳射或冷光漂白等，乃利用特定波長的光激化特殊配製的漂白藥劑，可在短時間內將牙齒的顏色變淡。但這種嶄新快速的方法，也面臨兩大問題，一為安全性，二為漂白效果是否會褪色。

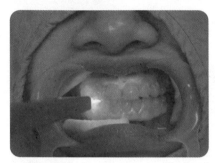

▲ 雷射美白

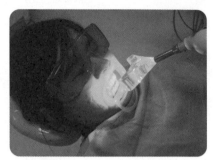

▲ 冷光美白

雖然各式光源刺激的漂白歷史只有幾年的光景，但到目前為止，還沒有因為這種漂白方法而引起牙齒壞死的報告出現；而漂白褪色也不明顯，並尚在評估中。對琺瑯質的變色改變成效較佳，而對發生在牙本質的「四環黴素」變色則效果較差。

手術後的護理

美白後的48小時內，不要接觸對牙齒有色素附著的東西或食物，如香菸、咖啡等等。為增強治療後牙齒的美白程度，建議在家中接續使用居家用美白劑，會讓牙齒更白，色調均勻些。若牙齒痠痛，可以牙托放一些氟膠敷一個小時，可有效降低痠痛；一般痠痛為過渡性，會自己消失。每半年定期回診，牙托不能丟掉，若牙齒稍有回色，可使用居家漂白劑追加美白效果。

植牙

所謂人工植牙，簡單的說就是在無牙區的齒槽骨上，種植「醫用純鈦與鈦合金」或「包有氫氧磷灰石」的人工牙根，待人工牙根與牙床骨緊密結合後，在其上裝置假牙。

使用情形

人工植牙常應用在下列各種狀況：

· **單顆缺牙區**：取代傳統牙橋，直接種植人工牙根，再以瓷牙冠或金屬牙冠恢復牙齒外觀。

· **多顆缺牙區**：可種植多支人工牙根，當成支台柱與真牙連結，或與活動假牙連接，或與人工植體相互連結。

不過，並非每個人都可以做人工植牙，像是有全身性疾病患者、接受放射線治療患者及精神病患者，或齒槽骨太低、太窄或靠近重要器官，如上鼻竇及下齒槽神經管。但由於醫療科技進步，限制情況已經降低許多。

治療過程

人工植牙的治療是項長期的療程，共包括擬訂治療計畫期、手術治療期、贗復治療期及維護期。手術前應先對病人進行詳細的檢查與說明，手術

補充說明

相較於傳統的人工假牙，其所需費用較高，臺灣目前的植牙收費約在數萬至十萬出不等，而且要注意的是健保並無給付，必須自己全額負擔，所以在經濟上必須審慎考量。

時第一階段為切開牙齦或口腔黏膜，利用骨鑽在齒槽骨上做出一個凹洞，再將植體精確地植入此凹洞；最後把傷口縫合，等3至6個月照X光，確定骨頭與植體緊密結合後，再做第二階段的手術。此時只要將牙齦切割一個小小的傷口，讓植體露出靠近牙齦一端，再將一個臨時接頭接在植體上，等1至2星期牙齦瘂癒後，就可以開始製作假牙的部分。目前也有一次手術完成的植牙體問世。

注意事項

在製造假牙過程中，須注意咬合力量的分布。咬合力量的協調與否是人工植體負擔假牙的成功要件之一。最後人工植牙仍需注重口腔衛生，尤其是植牙四周需要清潔乾淨，每3至6個月定期回牙醫師處複診，同時需避免夜間磨牙或極大之側方咬合力，以防人工植牙體受傷。

植牙流程示意圖

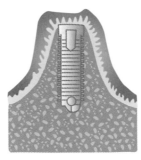

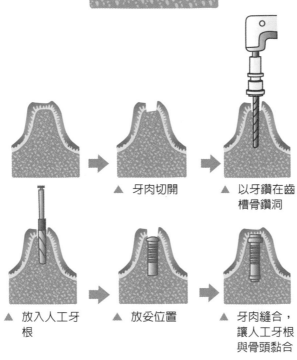

▲ 牙肉切開　　　　　▲ 以牙鑽在齒
　　　　　　　　　　　　槽骨鑽洞

▲ 放入人工牙　　▲ 放妥位置　　　▲ 牙肉縫合，
　　根　　　　　　　　　　　　　　　讓人工牙根
　　　　　　　　　　　　　　　　　　與骨頭黏合

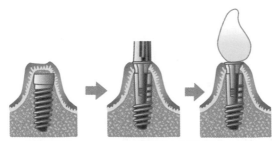

▲ 經三個月　　　▲ 人工牙根上再接假牙

假牙製作

假牙可分為固定假牙與活動假牙，顧名思義，前者固定在口腔內，拿不下來，而後者可拿上拿下，活動自如。

A. 固定假牙

固定假牙的製作，可分成下列幾種：

- **牙套（或稱牙冠）**：又分成全金屬牙套、金屬融瓷牙套、全瓷牙套、塑鋼牙套。

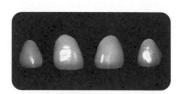

▲ 瓷牙套

- **牙橋**：牙橋可能是三個或三個以上的牙套連結在一起，幫助恢復咀嚼功能。

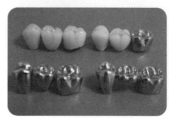

▲ 瓷牙橋、金屬牙橋

- **人工牙根支持式固定假牙**：缺牙區植入人工牙根避免傷及鄰牙，製作出固定假牙。

若以固定假牙製作的位置與種類選擇來看，「美觀」與「咬合承受力」是重要的關鍵。當假牙的位置在說話或微笑時易被看到，為了美觀考量，多建議選擇瓷牙套；在後面的牙齒也可做瓷牙套，只是對強大咬合承受力較差，有時容易咬裂，特別是喜歡吃硬食物、有磨牙習慣或牙齒長度過短等問題者，選擇金屬牙套會比較耐久。

B. 局部活動假牙及全口假牙

當口腔內的牙齒缺失過多，無法製作傳統的固定假牙時，又分成「局部活動假牙」與「全口假牙」。整個活動假牙的承受咬合力量，主要是在殘存的自然牙上，其餘部分則在無牙區的牙床與其軟組織上。因此，任何一種活動假牙的咀嚼能力，僅剩「自然牙」的三分之一至六分之一的力量，無法咬硬的食物，也最好儘量避免，以免牙床承受太大壓力，加速牙床萎縮，而活動假牙在使用時也會產生微量的移動。

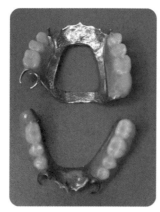

▲ 局部活動假牙

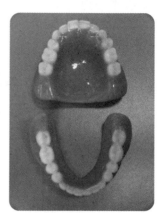

▲ 全口活動假牙

事後照護

值得注意的是，做完假牙之後，並非就不會齲齒，因為做上假牙後，若無勤加保養，假牙邊緣很容易產生齲齒與牙周病，因此，必須學習如何正確保健口腔清潔，才能確保牙齒健康和假牙的成功，這是非常重要的認識與功課！

補充說明

有許多病人常有「缺一顆牙為什麼要做三顆假牙」的疑慮，那是因為缺損的牙齒前後或左右還有好牙齒，通常就要利用其前後或左右各一顆牙做橋墩，與缺牙的橋體連接，因此才會形成三顆假牙。現在可用植牙治療，避免缺牙之前後磨牙。

牙周手術

　　牙周病的治療方式，依破壞程度分爲保守性治療與積極性治療。前者包括口腔衛生清潔指導、超音波潔牙、牙齦下刮除術與牙根整平術，後者則是需以手術爲主的治療方式。

牙周手術的種類

　　牙周手術的目的在於澈底清除牙周囊袋的發炎組織、牙根表面牙結石、微生物及毒素等；許可的話，可進行牙周再生術或種入植體。

一般的牙周手術，主要可分爲下列幾種情形：

‧牙齦修整或切除術：

即將腫大發炎的牙齦切除並修整外形。

‧牙周翻瓣手術：

將牙周組織翻開，清除牙周囊袋內的發炎組織、牙根表面牙結石、微生物及毒素等，然後再縫合。

‧齒槽骨手術：

主要去除或修整不規則的齒槽骨，以利牙周組織的癒合，符合牙周生理型態，方便未來假牙製作與保健維護。

‧骨移植手術：

利用各式骨移植材料，填入齒槽骨缺損部位，以增進牙周齒槽骨的修復與癒合。

牙周翻瓣手術流程

1.將牙周組織翻開

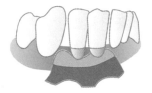

2.清除牙周囊袋內的發炎組織、牙根表面牙結石、微生物及毒素等

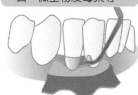

3.去除或修整不規則的齒槽骨

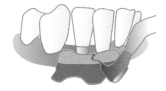

4.縫合

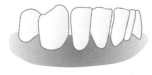

手術後的護理

　　牙齒在接受完牙周手術後，容易產生敏感，尤其是對冷熱食物或冰水，這屬於正常現象，約2至3天內可恢復正常。但有時可能需要更長的恢復時間，此時可用去敏感牙膏或牙齒塗氟方式來解決。

　　牙周病是一種慢性的疾病，藉著各種治療，最終目的都是想保留牙齒免遭拔除的命運；任何的牙周治療只是「治標不治本」，防止牙周繼續受到破壞，至於已破壞的組織恢復有限。在整個過程中，口腔保健（正確有效的勤刷牙與用牙線）才是成功牙周治療的不二法門！

補牙

　　牙齒一旦發生損壞就永久無法回復，這時必須靠適當的材料填補，才能恢復咀嚼能力，常見的補牙材料銀汞合金（俗稱銀粉）、複合樹脂、玻璃離子體及樹脂玻璃離子體等。

A. 銀汞合金（俗稱銀粉）

　　銀粉成分為銀、銅、錫、鋅及水銀等。正確充填的銀粉能維持6~20年之久，因其硬度足以抵抗咀嚼力量，對組織刺激小，且價錢便宜，但缺點為填補物邊緣易破損與腐蝕，且顏色呈銀白色，不適合注重

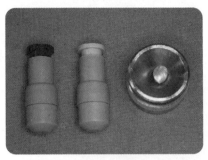

▲ 銀粉材料

美觀的前面牙齒。雖然目前有許多報導認為銀粉對人體有傷害，也在學術界引起正反意見之爭議，但隨著複合樹脂的誕生與改良，使用銀粉補牙已大量銳減，且快速漸被取代中。

B. 複合樹脂：

　　複合樹脂成分是塑料、石英及其他填料。填補方法是須先將牙齒表面的琺瑯質以酸處理，增加合成樹脂與牙齒的結合力，再以鹵素光照射方式完成結合與硬化。

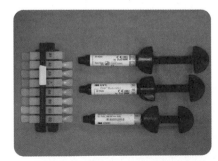

▲ 複合樹脂材料

事後照護

　　只是樹脂較易收縮，造成與牙齒間的縫隙，致使填補不緊密而導致二次蛀牙，但材料逐漸進步，這些問題皆在減少中。值得注意的是，「填補過的牙齒也是需要保養」─若補的是銀粉，在剛補好24小時之內應避免吃東西，等完全硬化之後才可使用；若補的是複合樹脂，要儘量少喝咖啡、茶及抽菸，以免色素沉積。每天仍需要仔細刷牙，尤其填補物與牙齒接合之處，更需多加注意，以防蛀牙的再發生。

　　若填補過的牙齒在進食時會卡住菜絲、肉絲，使用牙線清理時會卡住牙線，或手術後產生疼痛等，都必須回診再檢查。

補充說明

一般人對銀粉多有安全上的顧忌，懷疑它是否有毒？其實，銀與其他金屬混合後，會變得十分穩定，僅只在巨大的壓力和磨損下，才會釋出非常微量的水銀，它算是安全的。至今也許多國家不鼓勵甚至不補銀粉，不過，現在也漸漸少用銀粉填補，快速被樹脂取代。

牙科常用藥品

名　稱	常用藥	作　用	用法用量 （成人）	副作用
解熱鎮痛劑	NSAIDs（非類固醇類抗發炎藥物）最常用的就是Acetaminophen（藥名：普拿疼panadol）	解熱—增加周邊血液循環，解除「發燒」的狀況，不影響正常的體溫。發燒是手術後常見的問題，若不是感染症，不必太過著急。 鎮痛—提高大腦對疼痛的閾值，降低疼痛指數。 抗發炎—普拿疼抗發炎作用不高。	500mg一次1～2顆，一天2～4次，適病情而定。	幾乎沒有
抗生素 （Antibiotics）	口腔治療最常用的就是Amoxycillin（為一種合成的青黴素）	殺菌—口服廣效性抗生素，主要用來治療鏈球菌、葡萄球菌等感染	250mg一次1顆，一天4次，飯後加睡前。	對青黴素過敏者禁用，長期大量使用，可能會噁心、腹瀉；停用即止。
口內膏	種類有二：類固醇及水楊酸，常用的有Dexaltin	口腔潰瘍，水楊酸有止痛的作用，類固醇有止痛、減輕發炎反應作用。若超過一週以上未癒，宜請教醫師。	抹少許於患部，半小時內不可飲食，一天4次飯後加睡前。	無
局部麻醉劑	最常用的是Lidocain HCL	安定神經細胞膜電位，降低反應能力，以阻斷神經衝動的傳導，達到局部麻醉的作用。	注射劑1%、2%、4%。	通常伴隨有epinephrine（腎上腺素），以增加麻醉時間。有時注射後會有血壓心跳稍增、頭暈等情況，深呼吸及休息數分鐘後，即可進行牙科治療。

名　　稱	常用藥	作　　用	用法用量（成人）	副作用
氟膠		預防齲齒，適用於兒童預防，或接受頭頸部放射治療的患者，降低牙齒神經敏感；適用於牙周病患者，或牙齒美白術後。	塑膠氟牙套 將少許氟膠放入牙套內，戴在牙齒上，避免吞口水，以免大量吞服氟膠造成中毒。15分鐘後取下塑膠氟牙套，以清水漱口，將殘留之氟膠漱掉，半小時內勿飲食。Duraphat的氟含量是22,600ppm，傳統牙膏的含量是1000～1400ppm，氟膠濃度為1.23%。	中毒症狀為噁心嘔吐，宜儘速送醫
漱口水	主要成分為Chlorhexidine	殺菌劑，在於輔助牙刷及牙線，做好口腔清潔的工作，消除牙菌斑。	每次15～20cc，含漱於口中，一分鐘後吐掉。適用者：年長、手部不靈活、腦部受傷、無法自行清潔口腔、免疫力降低、矯正患者、口腔手術後患者。	無

中醫療法VS口腔疾病

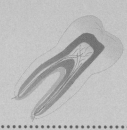

牙科是屬於西醫的分支，傳統中醫對口腔的著墨並
不多，其理論與治療皆與西醫之牙科截然不同；本
章節僅以另類觀點來探討，兩者可能有所衝突，僅
提供參考。

治病觀點

　　從中醫的觀點來看牙齒，它是屬腎屬骨；因為中醫的觀念認為五臟：肝、心、脾、肺、腎，都跟身體的其他器官有關係。腎，跟骨有關係，骨骼在外面的表現是耳朵、牙齒，也就是說牙齒也是骨質，是骨骼在外頭呈現出來的一個表象。因此，牙齒與腎的關係非常密切。牙齒的健康與病態反應了腎的健康與病態。

　　如果牙齒容易發生蛀牙的話，可能就與腎臟有關，就得治腎。中醫看病是根據天象、地象、人象，就天地人三才的幾種象一塊兒來看的。所以當你的牙齒不好，就能斷定這個人骨骼不好，也可以立刻的斷定他的腎也不太好。

　　可是牙齒疼痛，並非只有牙質不好，還有牙齦等。所以牙病，包括牙齒疼、牙齦的疼痛及發炎等，牙齒也可能因為某種原因而蛀蝕掉了。所以中醫上包括治風、治腎以及治蟲的藥，都對於牙病有所幫助。

　　以上所述與西醫牙科之理論截然不同，西醫強調實證，有具體的科學根據，不過以上所述，僅供參考之！

牙疾的辨症論治

A. 牙痛

　　牙痛多因風火邪毒侵犯，傷及牙體及牙齦肉，邪聚不散，氣血滯留，瘀阻脈絡而爲病；或胃火素盛，又嗜食辛辣，積火與新熱互結上沖，或風熱邪毒外犯，引動胃火，循經上蒸牙床，傷及齦肉，損及脈絡而爲病；或由於腎陰虧損，虛火上炎，灼爍牙體及牙齦，令骨髓空虛，牙失榮養，致根腳浮動而隱痛。

　　辨症首先辨牙痛的虛實，屬何臟腑。牙齒位於口內，屬足少陰腎經，足陽明胃經之脈入於上齒，手陽明大腸經之脈入於下齒，故本病與腎、胃、大腸等臟腑關係密切。實證，多由於風火邪毒侵襲，或胃火上蒸，傷及牙體及齦肉所致；虛證，多由於腎陰虧損，虛火上炎，牙失榮養所致。故臨床辨症，大致分爲風火牙痛、胃火牙痛及虛火牙痛三種類型。總的治療原則爲疏風清熱，瀉火止痛，或滋陰益腎，降火止痛。

B. 齲齒

　　多因平素不注意口腔衛生，牙齒污穢，食物殘渣塞於牙縫間隙，或過食甘甜、膏粱厚味，以致胃腑積熱，上沖於口齒之間，濕氣乘之，濕熱相搏不散，困結口齒，鬱久生腐，逐致牙體被蛀蝕，形成蛀洞。此外，腎陰虧虛，牙齒失於濡養，齒不固則爲蟲蝕而發齲齒。

　　本病與腸、胃、腎等臟腑有關，故辨症首先應辨其虛實。實證，多由腸胃積熱，上沖於口齒，蛀蝕成齲齒；虛證，多由於腎陰不足，虛火上炎，齒失所養、蛀蝕成齲。本病主要的治療方法是清胃瀉火，去濕止痛，或滋陰益腎，降火止痛。

　　另外值得一提的是用一種藥物，例如旱蓮草，將藥磨成粉後用來擦牙。古時候講的擦牙，現在就叫做刷牙。擦了牙齒之後就把腎補好，牙齒也就健康了，這是古人對於牙齒的論述。

C.牙宣

　　牙宣是指以齦肉萎縮，牙根宣露，牙齒鬆動，經常滲血或滲膿為特徵的疾病。牙宣是口齒科的常見病、多發病，早期多無明顯症狀，易被忽視，但若不及時治療，日久牙齒失去氣血濡養，以致動搖、脫落，咀嚼機能喪失。本病與西醫的牙周病相類似。

　　齒為腎所主，而上下牙床屬陽明大腸和胃經所屬，齒及齒齦均需氣血的濡養，故本病可由胃火上蒸，腎陰虛損，氣血不足等原因引起。本病又與腎、脾胃、大腸等臟腑有關。

　　辨症首先辨牙宣的虛實，屬何臟腑。虛證多表現為腎

補充說明

牙齒不好，以中醫的看法，認為它與腎臟有關。像有些人熬夜、沒睡好覺，常容易牙痛，這就是「腎虛火」；所以建議牙齒不好的人，要有充足的睡眠與休息，應避免抽煙喝酒，有好的生活習慣，牙齒自然就健康。

陰、氣血的虧虛，實證多由於胃火上炎所致，並可出現虛實挾雜的情況。大多數患者，辨症其本在腎，爲虛，而其標在胃，爲實。所以，在治療上以滋陰補腎，益精固齒，健脾益氣，清胃瀉火爲治則，並應注意病情的緩急。如果炎症突出，則先治標，先以清熱解毒排膿爲治則，待炎症控制，再以培腎固齒爲治則。

D. 牙癰

　　牙癰是指發生於牙齦處的癰腫，以牙齦疼痛、腫脹、溢膿爲特徵。相當於西醫的急性根尖膿腫、牙周膿腫。多由於平素不注意口腔衛生，或牙齒保護不當，致使牙體被齲蝕，穢毒鬱結於齦肉及牙根，聚積漸化成膿；本病爲陰明胃經熱毒熾盛所致，所以總的治療方法爲清熱解毒，清胃瀉火，消腫排膿。

　　以上所述與目前西醫之牙科治療原則多有衝突，不過在治療的疼痛處理上，中醫確有其獨到之處，僅供參考！

牙痛的中醫療法

A. 針灸療法

‧針刺：

　　取合谷、下關、頰車、風池、太陽、內庭、太谿、行間、太衝、牙痛穴（位於掌面第三、四掌骨，距掌橫紋1寸處）。每次2~3穴，強刺激撚轉瀉法，每日1~2次。

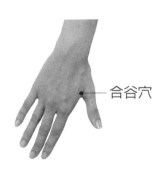

（位置：）

合谷—位於手背面，在食指與拇指間之陷凹處。

合谷穴

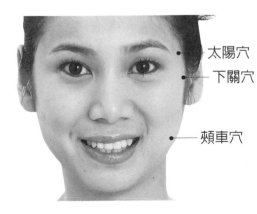

太陽穴
下關穴
頰車穴

（位置：）

下關—臉部耳的前方，在顴骨弓之下緣凹陷處。

頰車—在耳下八分，下顎骨曲頰端近前陷中。

太陽—臉部兩側，眉毛末端向外至頭骨邊緣。

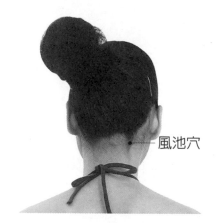

—風池穴

位置：

風池—腦後，後髮際，
頸椎兩側凹陷處。

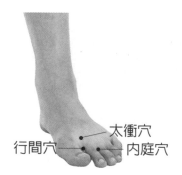

太衝穴
行間穴—　　　　內庭穴

位置：

內庭—足背、第2、3跖骨結合部前
方凹陷處。

行間—足背，足大拇趾與次趾縫
間。

太衝—足背，第1、2節骨結合部位
之前凹陷位置。

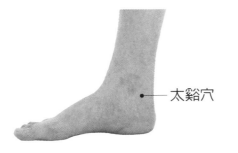

太谿穴

位置：

太谿─足內踝旁開1寸凹陷處。

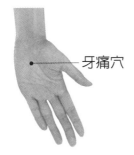

牙痛穴

位置：

牙痛穴─位於手掌面第3、4掌骨之間，距離掌橫位約1橫指處。

※用食指與中指用力按，全程0.5～1分鐘左右。

補充說明

針刺時必須避開血管，以防止出血；而有自發性出血傾向的患者、過於疲勞、饑餓、容易高度緊張、懷孕3個月內、有皮膚感染、皮膚潰瘍者等，皆不宜針刺。

B. 推拿治療穴位指壓止痛法

· 前三牙上牙痛取迎香、人中穴

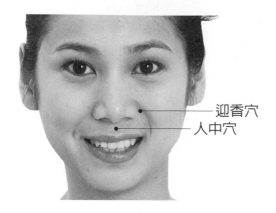

迎香穴
人中穴

位置：

迎香—位於鼻翼兩側
與法令紋交接的鼻唇
溝上。
人中—在人中溝偏上
（溝下沿上量2／3
處）。

· 後五牙上牙痛，取下關、顴突凹下處

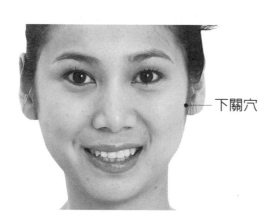

下關穴

位置：

下關—臉部耳的前
方，在顴骨弓之下緣
凹陷處。

· **下牙痛取承漿**

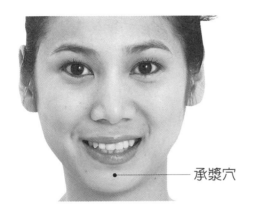

承漿穴

位置：

承漿—下唇與下頜正中間的凹陷處。

· **下牙痛，取耳垂與下頜角連線中點、頰車、大迎**

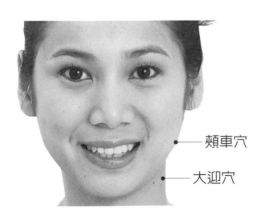

頰車穴

大迎穴

位置：

頰車—在耳下八分，下顎骨曲頰端近前陷中。

大迎—喉結旁開1.5寸。

指壓操作步驟：

·按壓：

用指頭尖端、指腹或是關節在患者的穴位上進行按壓，使局部氣血經脈通暢。一開始先施以輕柔的力道，再逐漸的加重，直到患者感覺力道已十分強烈，穴位的痠麻感達到最高峰（但用力不要過猛），而這種感覺會持續一段時間後才消退。一般按壓時間約為10~15分鐘。

·揉：

用指頭或掌心、掌根、大姆指指根處（魚際部分）、大姆指、肘關節，用繞圓圈方式，並同時施以持久、平均、穩定的力道，輕輕地揉按指壓的穴位。先向順時針方向揉動，再揉往逆時針方向。一般揉10~15分鐘，可促使痠麻感儘快消失。

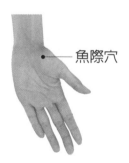
—— 魚際穴

位置：

魚際—在手掌面拇指掌骨中央赤白肉際處。

　　上述步驟連貫操作，患者也可自行操作。上牙痛時，以壓法為主。

C. 擦牙

- **出處**：白膠香揩牙，《本草綱目》。
- **處方**：白膠香適量。
- **用法**：白膠香（楓香脂即楓樹脂）燒後研末揩牙。
- **功效**：解毒固齒。
- **主治**：揩牙可預防牙病及治療牙痛。

補充說明

中醫所講的「擦牙」，也就是我們一般說的「刷牙」；將補腎的藥草磨成粉後用來擦牙，把腎補好之後，牙齒也就健康了。對西醫牙科而言，刷牙是重點，至於「腎補」之事，僅供參考！

第4章

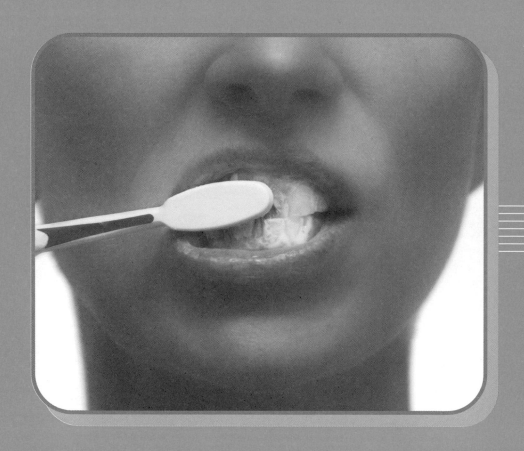

自然療法

> （1）對付疼痛的生活療法
> （2）口腔清潔工具
> （3）居家口腔保健
> （4）飲食療法

在牙科的領域中，自然療法包括口腔保健、飲食控制及居家照護。保持口腔衛生與乾淨，是防止牙齒蛀洞和牙周病的第一步，避免吃甜食、飯後睡前勤刷牙、用牙線等，都是免於牙齒生病的第一步！

第一節
對付疼痛的生活療法

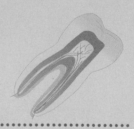

牙痛是牙科的代名詞，避免牙痛的最好方法就是落
實定期口腔檢查及勤刷牙、用牙線。

牙痛Bye-Bye

雖然臺灣看牙環境方便，但總是有意外的時候，牙痛要人命，在未看牙醫之前，可以依照下列方式進行止痛：

· 止痛藥物：

此為最立即、方便的止痛方式，像是常見的普拿疼、阿斯匹靈等止痛藥，都可暫時緩解牙痛，但有其時效性，解痛程度也有限，只能短時間應急。

· 含冰水或冰敷：

在急性發炎期，含冰水、冰涼的食物或冰敷，可以減緩患部血流循環與供應，有減輕疼痛的效果。

· 避免用疼痛的牙齒咬合、咀嚼硬物及食用任何使疼痛加劇的東西：

牙齒疼痛時，連接牙根及周圍齒槽骨的牙周膜多半處在充血、發炎的情況，如接受些微刺激就會有劇烈反應，此時應盡量避免牙周膜再承接咬合壓力；而急性發炎時，若食用熱湯、熱飲或辣椒等促進周邊血液循環的食物，也會使疼痛的感覺更加明顯難忍。

· 取下暫時填補物：

在根管治療尚未完成時，牙科醫師多會以暫時填補物隔離牙髓腔和口腔內的環境。但因根管清創的工作尚未結束，殘餘

的細菌可能與殘髓在根管腔內發生作用，進而引起發炎疼痛。若病患感覺到牙齒本身浮起脹痛，好像有東西要破掉，則可試著以牙籤挑掉暫時填補物，將壓力釋放後，即可減輕症狀，但要儘快與牙醫師聯絡，繼續完成根管治療。

最後，牙痛一定要找出病因，千萬不要以為不痛就沒事，耽誤了病情只會引發更嚴重的後果。

小心「壓力」會加深口腔疼痛

　　人體在壓力增加時，身體免疫力都會降低，像是熬夜、加班等。此時口腔內的牙齒本來處於慢性發炎狀態，還沒有產生痛感，卻因免疫力降低開始感覺到痛；像是牙齒蛀洞，快靠近牙髓但還不至於痛，這時都會因免疫力下降讓病情加速發展。

　　至於顳顎關節就與壓力有更明顯的關係。人一緊張就會讓肌肉緊繃，這時顳顎關節的肌肉與韌帶，因為壓力導致張力增加，就像橡皮圈拉緊一樣，致使顳顎關節周圍肌肉性的疼痛。

　　其實壓力並不是直接導致口腔問題，卻是讓問題突顯、加深的催化劑。所以根本解決之道，就是平時做好口腔衛生，沒有問題自然就不會受到壓力影響。

▲ 壓力大導致免疫力降低，都會影響到牙齒健康問題。

嘴破Bye-Bye

　　若有口腔潰瘍時，除依醫師指示治療外，勿吃刺激性的食物，如酸、甜、苦、辣、熱，避免再次直接刺激破損黏膜傷口，造成不適。多給予冰涼飲食，如冰淇淋、涼牛奶、涼水等，對黏膜會有局部舒緩作用，以利吞食。需多休息，減少體能消耗；多喝水，同時加強口腔內清潔，可輔以漱口水漱口。

　　至於較瀰漫性的口內潰瘍，除一般口內藥膏塗抹外，可適時使用醫師所給予合併抗過敏或類固醇類的口含片、或口服藥治療。

補充說明

嘴破有時是因為缺乏維生素B群的緣故，尤其是B_2，可多補充綜合維生素B群，或飲食中可加強肉類、牛奶、蛋黃、糙米及全麥土司或酵母等食物的攝取。

第二節
口腔清潔工具

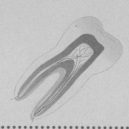

牙刷與牙線是當代口腔保健的必備利器，如何選擇
及正確的使用也成為重要的課題；一般而言，養成
飯後睡前進行刷牙及使用牙線的好習慣，是保持口
腔健康的利器。

牙刷的選擇

　　只要符合個人需求與刷牙方法者，都可算是適當的選擇，其主要原則包括：牙刷長度與形狀適中、手握方便穩定且不妨礙刷牙動作，以軟刷毛較佳，毛尖以打圓爲宜，毛束不要過多或過密，材質安全無副作用，且刷頭不可過大，以免妨礙後牙頰側之清潔等。

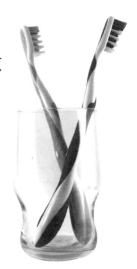

▲ 市面上的牙刷種類繁多，但選擇因人而異，可根據刷頭大小、刷毛質地等為考量標準。

選購合適牙刷

項　目	選擇細節
刷頭大小	小而易伸入口腔內即可，且可操作自如；小孩使用，刷頭必須更小
刷頭形狀	任何形狀皆可，只要容易刷到牙齒死角即可
刷毛排列	直排3~4列、橫排6~8列，呈平頭優於波浪狀，以利伸入牙齦溝內
刷毛質地	軟硬適中（如軟毛或中性），太硬易傷牙齦，太軟又不易刷掉牙菌斑
刷毛形狀	頂端是否有圓球設計並沒有決定性因素。
牙刷把柄	任何設計皆可，只要方便操作與手握。
使用期限	只要刷毛外翻就應換掉，牙刷為消耗品，壽命僅約1~2月

要不要用電動牙刷？

市面上的電動牙刷和普通牙刷在清潔牙齒的功效上沒有差異，主要差別在電動牙刷瞬間轉動次數是手動比不上的，可大幅降低潔牙時間，但若使用不當，也很容易損害牙齒。其主要關鍵為必須將刷毛擺對位置，才能有效去除牙菌斑。

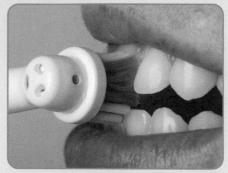

▲ 使用電動牙刷刷牙要有技巧，才能有效清除牙菌斑。

對一般民眾而言，它是一種很好的潔牙輔助工具，但不是潔牙的唯一利器，倒是比較適合有特殊需要的人士使用，如手部活動有困難者、殘障人士等。

補充說明

到底多久該換一把牙刷呢？這跟每個人的使用頻度、損耗的速度有關，並無一定的標準；你可將牙刷反過來，若是可以看到外翻的刷毛，就表示你的牙刷該換了，千萬不要刷毛開花了還在用，這樣不但沒有清潔效果，還可能損傷牙齒。

牙膏的選擇

牙膏的種類繁多，主要以所含成分中的「治療劑」不同，就有多種功效作用不同的牙膏，以下就坊間常見之牙膏種類，分述於下：

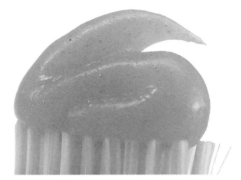

▲ 市售的牙膏多半強調其功效性，不過還是依照醫師建議使用為佳。

- **含氟化物牙膏：**

  含Sodium Fluoride（NaF）、Stannous Fluoride（SnF_2）或Monofluorophosphate（MFP_2）牙膏都屬含氟化物牙膏，氟化物含量大約1500ppm（百萬分之一份），能有效地防止蛀牙。

- **防敏感牙膏：**

  化學成分，例如Potassium Nitrate、Strontium Chloride或Hydroxyapaptite。使用前應先徵詢牙醫師的意見。

- **防牙石牙膏：**

  主要成分有Pyrophosphate或Zinc Citrate。

- **防牙垢膜牙膏：**

  防止牙菌斑形成，市面上的防牙垢膜牙膏含有不同的主要成分，例如Triclosan、Zinc Citrate。

補充說明

牙膏只是輔助用品，真正的口腔保健是要學會正確的刷牙及用牙線。

· **美白牙膏：**

利用粗糙粒子磨去牙齒表面的牙漬，從而得到漂白牙齒的效果。長期使用這些牙膏會令牙漬更容易沈積在牙齒上。

· **酵素牙膏：**

含二種酵素及氫酸鹽的作用，可有效抑制口腔細菌頻繁活動，減少蛀牙及牙周病發生。

牙膏種類多，還是要依照牙醫師的建議使用。

氟對牙齒有什麼好處

就公共衛生觀點而言，飲水中加氟來抑制齲齒是最成功的方法（可降低50%~70%齲齒率），但因臺灣之主客觀因素而作罷。目前臺灣學童在實施含氟漱口水計劃，乃以介於飲水加氟與個人治療之間，利用學校來降低學童齲齒之折衷方式，以過去歐美之成效，可降低30%齲齒率。

使用氟的好處有－

· 增加牙釉質對酸性溶解質之抵抗。因氟形成的磷灰石比氫氧磷灰石更能抵抗酸性。

· 可再礦質化。氟化物能使礦物質再沈澱，形成牙釉質表面再礦質化。

· 干擾牙菌斑的形成。產生抗菌的作用，讓細菌難以附著在牙齒表面。

· 增進出牙後牙齒成熟度的速率。氟在唾液中，可增加對牙齒的保健。

牙線的選擇

牙線是目前除牙刷外，使用最廣、對牙齒鄰接面潔牙效果最佳的工具，兩者的使用在口腔保健推廣上常被列為制式的潔牙必備工具。市售產品可用材質、包裝設計、現身形狀來區分：

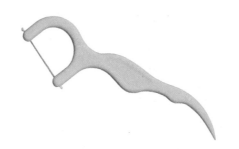

▲ 牙線的選擇也很多，只要符合個人喜好就可。

· **材質：**

有無蠟牙線、含蠟牙線、超級牙線、尼龍絲、集束無蠟牙線、牙條等。

· **設計與包裝：**

線圈式，為傳統之牙線；特別式，為特殊之牙線，如超級牙線；改良式，為改良型設計，即坊間販售之「牙線棒」或「如意棒」。

· **線身形狀：**

扁平牙線，清潔功效大致相同；彈性牙線，適用於或寬或窄的牙縫，也適合初學人士使用；圓形牙線，適合所有人士使用。

選擇牙線屬個人喜好，只要能確實依照使用方法清潔牙齒，每種牙線都能發揮清潔口腔的效果。

漱口水的選擇

在臺灣的市面上，漱口水依內容物大致可以分為兩種，一種是含藥劑的漱口水（如含Chlorhexidine漱口水），另一種是含氟漱口水。前者依藥劑的實際作用又可分為第一代及第二代抗菌劑；所謂第一代抗菌劑是指漱口藥劑直接和口內細菌作用，但無法在口腔內停留，第二代抗菌劑則是指這些漱口藥劑除了和細菌作用外，還可停留在口腔內一段時間。

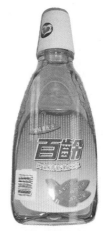

▲ 漱口水屬輔助的潔牙物品，正確的口腔保健仍賴良好的刷牙習慣及定期看牙醫。

在市售的抗菌劑中，除了Chlorhexidine和氟化物中的氟化亞錫被列入第二代外，其餘均屬第一代。

其中以Chlorhexldine對口腔中之抑菌、降低牙周發炎之效果最佳，含氟漱口水則是以防止蛀牙為主。但要注意，漱口水只是輔助工具，最有效的口腔衛生工具還是牙刷與牙線。

第三節
居家口腔保健

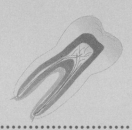

正確使用牙刷及牙線已是居家口腔保健的不二法門，這些技巧需要稍加練習才會熟練又不傷牙齒牙齦，並能有效達到保健效果！

日常口腔清潔方法

　　主要是利用牙刷與牙線，只要能利用這兩樣工具，就能確保口腔衛生。

　　刷牙主要是清潔牙齒的唇面與舌面，尤其是牙齒靠近牙齦處及咬合面。刷牙時必須涵蓋一點牙齦才能把牙面清乾淨，「涵蓋一點牙齦」並不代表刷牙齦或按摩牙齦。

A. 刷牙的正確操作步驟

STEP 1 正確握法，拇指前伸，比「讚」的手勢。

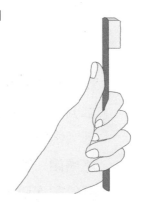

STEP 2 將刷毛對準牙齒與牙齦交接的地方，刷上顎牙齒時刷毛朝上，下顎時刷毛朝下。

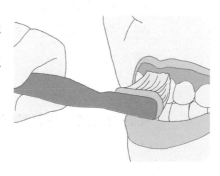

STEP 3 刷毛與牙齒呈45~60度角，同時將刷毛向牙齒輕壓，使刷毛略呈圓弧，刷毛的側邊也與牙齒有相當大範圍的接觸。

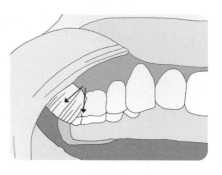

STEP 4 牙刷定位後，開始做短距離的水平運動，兩顆兩顆牙前後來回約刷10次。

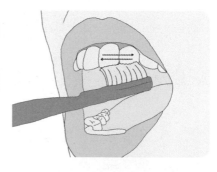

STEP 5 刷牙時張大嘴，看到上排右邊最後一顆牙。然後由右後方頰側開始，刷到左邊；然後左邊咬合面、左邊舌側再回到右邊舌側，然後右邊咬合面。如此循序地刷，便不會有遺漏。

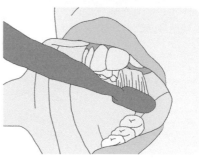

STEP 6 刷咬合面時，是兩顆兩顆牙，來回地刷。

STEP 7 上顎後牙的舌側是較不易刷的地方，刷毛仍對準牙齒與牙齦的交接處，刷柄要貼近大門牙。

STEP 8 刷右邊右舌側時，刷柄自然會朝向左邊，此時我們建議用左手刷右邊的後牙舌側，如此順手多了。

STEP 9 刷後牙的頰側用同側手，即刷右邊頰側用右手，左邊頰側用左手。同時刷柄可撐開臉頰，以便利於觀察。

STEP 10 牙齒的鄰接面因牙刷搆不到，因此我們得用牙線把鄰接面的牙菌斑「刮」下來，而不光是掏牙縫。

STEP 11 刷完上面的牙齒，再用同樣的原則與方法，刷下面的牙齒。

·注意事項：

牙齒的鄰接面因牙刷搆不到，因此我們得用牙線把鄰接面的牙菌斑「刮」下來，而不光是掏牙縫。

B. 牙線的正確操作步驟

STEP 1 截取約45公分長的牙線（約與手臂同長）。

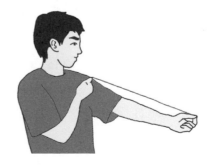

STEP 2 牙線的一端纏繞在一
手的中指第二指節，
約兩三圈，可固定牙
線即可。然後在距離
約25公分的地方，再
將牙線纏繞在另一手

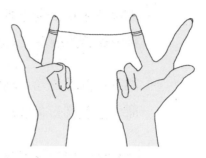

的中指第二指節上，同樣地，兩三圈。如此一邊鬆一
圈，一邊再繞一圈，便可輪流使用乾淨的區段。

STEP 3 雙手的中指、無名指
與小指握緊拳心，拇
指與食指打直，如小
孩玩槍狀。

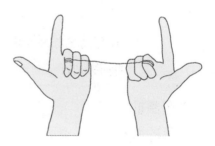

STEP 4 此時，把手掌翻轉使
掌心向外，兩拇指向
內並互相接觸，並使
兩拇指與兩食指呈直
角四方，看看可否把
牙線繃緊。如果可

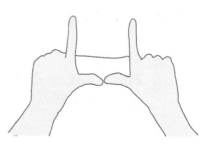

以，牙線在中指間的長度就對了。如果不能，可再調
整。

STEP 5 拇指比「讚」的手
勢，食指朝上，一個
手的拇指與另一手的
食指一起繃緊牙線，
且通過手指頭多肉的
地方，使牙線在兩手

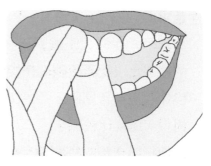

指頭間約1公分，同時此兩手指為打直的，指甲對指
甲。

STEP 6 把牙線帶進牙縫，並
沿牙齒滑進牙齒與牙
齦交接的縫內，遇到
自然的阻力為止；然
後將牙線繃緊牙齒的
面，並作上下運動刮

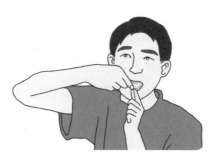

牙齒的面，直到聽見「吱嘎」聲。刮完一邊的牙面
後，記得再刮同一牙縫的另一個牙面。

STEP 7 當開始練習牙線時，
由正中大門牙開始，
然後循序向後牙移
動，直到最後一顆牙
的最後一面為止，換
句話說，由最容易得

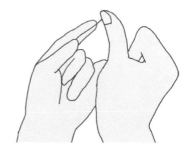

要領的前牙慢慢的往後牙移動。

注意事項：

‧牙線刮牙面時，要繃緊牙齒的面，且略成「Ｃ」形。使牙線的接觸面積能涵蓋整個鄰接面。

‧操作右邊前牙區時，用右手拇指；左邊前牙區時，則用左手拇指，這樣比較順手。

‧當拇指與食指的搭配做到嘴角時，拇指便漸感不便。此時，可用食指來取代該拇指，即用兩食指的搭配，牙線在兩食指間保持1到2公分，一個食指在牙齒的內邊，另一食指在牙齒的外邊。並同時把臉頰撐開，這樣不但容易進入後牙區，且不傷害嘴角。

‧下顎的前方，仍為一拇指與一食指的搭配；此時食指調整為由上向下，其要領該食指手的手臂抬高。下顎的後牙區，與上顎一樣，用兩個食指搭配。

補充說明

嚼口香糖並不能取代刷牙及使用牙線來清潔口腔，吃完東西仍儘可能馬上刷牙。

定期口腔檢查

　　有關口腔檢查頻率，一般建議每半年定期造訪牙醫師一趟，但有些特定狀況除外，如欲懷孕的婦女，建議懷孕前應做好口腔檢查，及早發現問題與治療，避免懷孕期間牙疾產生不便。另外，如欲出國遠遊前，也建議看牙醫師檢查，以免旅遊中不幸牙疾復發，敗興而歸。總之，「預防勝於治療」，唯有平常定期口腔檢查，才能永保口腔健康。

學齡前與學齡期兒童

　　學齡前兒童檢查重點為牙齒有無蛀洞、牙齒發育萌發的順序與位置有無正確、口腔顳顏發育有無異常。學齡階段兒童（6~12歲）正是混合齒列期，檢查重點除了牙齒有無蛀洞外，更應關心換牙的情形與結果，有無齒列不整，上、下顎的發育有無正常（如戽斗或暴牙等）。

一般民眾

　　平時約6個月，應對硬組織、軟組織、齒列咬合、顳顎關節進行檢查。

銀髮族

　　除了一般性的檢查外，更應該注意全身疾病的檢查，像是糖尿病、心臟病等等。

第四節
飲食療法

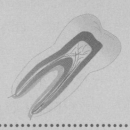

甜食與碳水化合物是引起蛀牙的主要元凶之一，如何注意避免攝取這些食物，將是防蛀的重點之一，同時，牙齒多與「氟」接觸也可有效防蛀；因此，使用氟化物也成口腔保健的重要一環！

容易引起齲齒的食物

　　牙齒的發育需要許多營養素，其中以維生素A、D、C，及鈣、磷、氟、蛋白質、脂肪等最具影響力。在小孩牙齒發育期間，若攝取足夠的上述營養素，則可幫忙建構牙齒齒質鈣化，抵抗齲齒及其他口腔疾病的侵襲。如懷孕的婦女，當有足夠的蛋白質時，可提供熱量給胎兒正常發育；若蛋白質不夠時，容易導致胎兒顎骨質發育不全，如太小不夠，日後容易造成牙齒排列擁擠以及咬合不正等情形發生。

　　臺灣地區國民對營養之攝取分布，吃過多的甜食（攝取過量的醣類）而又忽視刷牙，是導致蛀牙比率居高不下的主因。在日常飲食中，容易引起齲齒的食物，包括：糖果類（如巧克力、水果糖、棒棒糖、花生酥、太妃糖等）、糕餅類（如鳳梨酥、蛋塔、冰淇淋、甜甜圈、蘋果派、蛋糕、含糖餅乾等）、飲料類（巧克力牛奶、可可、汽水、可樂、加糖甜果汁、酸性果汁、酸乳酪、紅酒及白

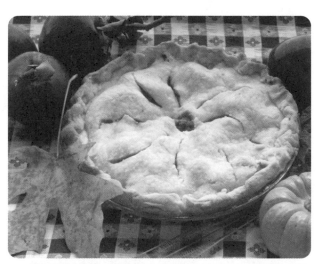

▲　攝取過多甜食，如糖果、蛋糕及汽水等，是造成蛀牙的最大原凶。

酒等）；另外，食物的黏稠度（如較黏稠不易清理之食物），也與造成蛀牙息息相關。

　　因此，建議儘量少吃零食甜點，最好靠近餐後食用，用完之後便刷牙，避免在兩餐中間吃甜點，增加醣類食物在口中曝光的機會與頻率，也相對增加齲齒的機會；至於較黏的食物，不妨在飯前吃，或吃完後吃有清牙作用的蔬果。

補充說明

漱口並不能有效取代刷牙，飯後睡前唯有正確用牙刷刷牙及使用牙線，才能有效做好口腔保健！

有礙牙齒健康的食物與飲食習慣

- 常嚼食檳榔，易刺激牙周膜，造成牙周病，或因牙齒嚴重磨耗，造成痠痛，甚至引起口腔黏膜病變，容易導致口腔癌。
- 長期的抽菸，其煙垢易使牙齒表面粗糙、變色，且附著牙菌斑，也會刺激牙周組織及造成病變。
- 長期吃刺激性的食物或酸性食物，易腐蝕牙齒，傷害口腔黏膜；而太燙的食物（如火鍋料理），可能燙傷口腔黏膜，引起潰瘍。
- 長期咬太硬的食物（如堅果）或啃螃蟹，易造成牙齒崩裂。
- 長期咀嚼口香糖或牛腱等韌性食物，易造成顳顎關節痠痛等症候群。

　　另外，電視中一直在打口香糖的廣告，事實上，嚼口香糖能增加口水分泌與加強肌肉訓練，但是有些添加物如蔗糖，容易造成蛀牙，所以最好選擇添加木糖醇類的產品。但不管如何，口香糖還是無法取代牙刷與牙線的功用。

緩解牙痛之藥膳

瘦肉蠔豉湯

- 材料：蠔豉、瘦豬肉
- 作法：蠔豉50克，瘦豬肉10克，加清水適量煲湯，用食鹽少許調味。
- 作用：治虛火牙痛。

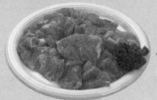

·瘦豬肉

鹹橄欖蘆根茶

- 材料：蘆根、鹹橄欖
- 作法：蘆根30克（鮮品用60～120克），鹹橄欖4顆，清水2碗半煎至1碗，去渣後飲用。
- 作用：治胃熱牙痛。

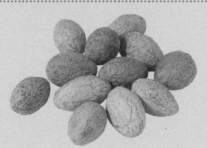

·鹹橄欖

人地金牛煲雞蛋

- **材料**：人地金牛根、雞蛋
- **作法**：人地金牛根15克，雞蛋1顆，加清水2碗同煮。蛋熟後，去殼再煮片刻，煮成1碗，飲湯食雞蛋。
- **作用**：適用於治風火或胃火引起的牙痛。

・雞蛋

你想知道的：
口腔疾病常見問題

現代很多年輕人流行帶舌環、唇環，對身體健康會不會有
不好影響？

A：以牙科醫師的立場而言，基本上不主張也不鼓勵民眾去穿
舌環或唇環，因為其缺點遠大於優點，危險性遠勝過其流
行風；因為舌環容易造成感染傳染病、發炎、刺激口腔功
能組織、口腔組織容易產生過敏反應、對舌唇構造與功能
容易造成傷害。

尤其是患有血液疾病、糖尿病、過敏免疫反應、心肌炎或
心臟瓣膜受損、疤痕體質者，更應該將穿舌環視為禁忌的
舉動。

為什麼有些女性在生理期前容易嘴巴破？

A：女性生理容易嘴巴破，最主要是因為壓力，加上體內的荷
爾蒙分泌，造成口腔內皮膚組織的變化；這時只要口腔內
產生一小破洞，就會感到非常的不舒服。其實荷爾蒙的變
化易造成口腔內的黏膜變得比較脆，所以容易破洞，這時
可以使用口內膏或止痛藥物的漱口水，例如含優碘成分的
漱口水，可以讓疼痛感稍微降低。

Q3

小孩長牙齒是不是一定會發燒？

A：很多家長都認為，小朋友長牙齒一定會發燒，其實並不一定；這是因為小朋友身體狀況發育尚未完全，所以會有很高的發燒頻率。這時候如果剛好在長牙齒，很多人都誤以為是長牙所造成，其實這只是巧合，長牙與發燒沒有一定的相關性。不過要提醒家長，小朋友長牙時反而要注意口腔衛生，才能維持牙齒的良好發展。

Q4

有些老人家喜歡用鹽巴刷牙，尤其是在口腔有潰瘍時，請問鹽巴效果跟牙膏一樣嗎？是不是會比較有殺菌作用？

A：鹽巴是有顆粒的結晶，如果用鹽巴刷牙反而容易造成牙齒損傷，牙肉也會磨傷，所以用鹽巴刷牙反而會對口腔組織更為刺激。其實正確的刷牙反而比用的藥物更重要，只要使用的方法正確得當及可，使用一些其他輔助工具或藥物的成果其實有限。所以要讓牙齒更健康，學會正確照顧牙齒的方法才是最重要的。

Q5

口腔常破與免疫力有關嗎？

A：口腔常破與免疫力有一定的關聯。一般的口腔潰瘍，其實只要7~10天就會自動痊癒，但是這時候如果常熬夜、加班，就會導致壓力產生；研究顯示，壓力產生會導致免疫力下降，免疫力下降就會讓人體修復功能進展的比較緩慢。舊的潰瘍還沒好，馬上又產生新的潰瘍，所以當免疫力較低時，總是會讓人感覺嘴巴常常在破，其實這已經是一個警訊，要特別注意身體已經在向你抗議囉！

Q6

每個人都一定會長智齒嗎？智齒一定要拔嗎？什麼時候拔比較適當？

A：倘若智齒是局部埋伏齒或水平埋伏齒時，一般牙醫師都會建議拔除。不過，仍有為數不少的智齒生長，並非「水平埋伏」，而是正常的長在齒列最後端。倘若該正常生長的智齒咬合正常、有咀嚼功能且又可清潔，並不建議拔除；但若位居太後面，導致無法咬合或不易清潔，則會建議拔除，永絕「後患」。總之，智齒不能代表智慧的象徵，也無法變成瘦臉的代名詞；及早找醫師診斷，視情況作最好的處理，才是永保口腔健康的不二法門！

常常喝茶是不是可以保健牙齒又可以消除口臭？

A：其實茶葉可是含有豐富的氟，所以常喝茶是可以發揮牙齒保建功效；但是令人討厭的是，茶葉裡的某些成分卻又容易導致牙齒染色，使得牙齒變黃甚至變黑。所以喝茶也應該適可而止，還是做好正確的口腔保養工作，才是最重要的。

為什麼洗牙後，牙齒縫隙反而變大了？洗牙會不會破壞牙齒？多久洗一次才好？

A：一般大家所說的「洗牙」，其實正確的名稱應該是「牙結石刮除術」。牙結石一般寄生在牙齒與牙肉間，上面的細菌不斷侵蝕牙齦與牙齒組織，當利用超音波洗牙機的機頭把這些牙結石清除後，使原來占據牙肉與牙齒間的空間騰出來，就會讓人有牙齒縫隙變大的感覺。

其實正確的「洗牙」並不太會破壞牙齒，如果牙齒健康醫師也不會隨便幫你洗牙。所以當醫師跟你說要洗牙時，就是代表你有牙結石的問題；如果放任不理，只會造成牙齒問題日益嚴重，等到疼痛不堪再去找醫師治療，已經是為時已晚；一般建議，最好每半年洗牙一次，而且全民健保也會給付。

為什麼每天刷牙還是會有牙周病？

A：很多人總以為每天刷牙就不會有牙齒問題，其實不然。每天刷牙還要看你刷牙的頻率、有無正確的刷牙。建議大家最好用完餐就要刷牙，喝完酸甜的飲料也要刷牙，如此才能即時把牙齒的污垢，帶離開口腔，免於引發口腔疾病。而且單純用牙刷清潔口腔並無法完全發揮效果，像是牙齒與牙齒相鄰的表面，牙刷就無法澈底清潔到，很多牙結石就是容易累積在這些地方。所以除了按時刷牙外，一定要搭配牙線一起使用，才能徹底把傷害口腔衛生的因素阻隔在口腔之外。

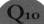

牙齒「漏縫」？說話「漏風」？財庫會「漏財」？

A：所謂的「門牙縫隙」，指前牙之間的牙齒無法緊鄰相靠而造成空隙；在治療牙齒縫隙前，首先需診斷產生縫隙的原因，然後根據不同的病因，採取不甚相同的治療方式。在臨床治療過程中，先去除產生牙齒縫隙的原因，如牙周病、阻生齒或多生牙導致牙縫產生，則需先治療牙周病、拔除阻生齒或多生牙，再尋求牙縫處理，通常可用矯正關閉縫隙、或補牙、或做牙套、或陶瓷貼片等方法；總之，當牙齒有縫隙時，可能是牙齒已存在某些「問題」之表徵，需及早找牙醫師診斷治療。牙齒「小問題」發生時，儘快解決，避免拖到大問題時，再「破大財」解決，搞得「漏財」又賠上健康，實在得不償失！

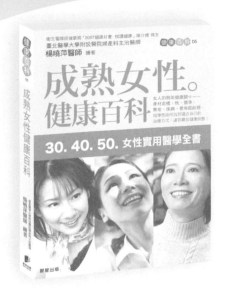

衛生署國民健康局
「2007健康好書 悅讀健康」 推介獎 得主

成熟女性健康百科

楊曉萍醫師◎繪著
定價：350元

本書將指導您如何找到適合自己的治療方式，突破女人熟年健康關卡——身材走樣、性、懷孕、衰老、疾病、更年期前期¨等，以達到最保健康狀態

30歲的女人，無論是身體或心理都正值熟成的顛峰，但卻也是健康與老化的臨界點，若不及早重視與保養，爾後，隨著年齡的漸增，身體狀況及外表便開始變化，呈現日趨下降的趨勢，尤其各種疾病、症狀將陸續地出現，皺紋、肥胖也悄悄的上身。因此，「老化」是你我都無法逃避的問題，而如何提早做好預防老化的動作、延緩老化的速度，擁有健康、青春的生活，便是我們企劃本書的主要目的。

本書由豐富經驗的專業女醫師為你解開女性身體密碼，教你如何從飲食、排毒、運動、抗壓、睡眠等方面對抗老化問題，並詳細剖析兩性關係、懷孕、肥胖、女性更年期、常見疾病等課題，提供你最新且最詳實的健康醫學知訊。書中同時附有精采的圖片說明，內容豐富完整，是一本女性必讀的保養健康事典。

國家圖書館出版品預行編目資料

口腔保健/鄭信忠著.— 初版. —
臺北縣新店市：晨星，2007[民96]
面 ； 公分. —（健康家族；02）

ISBN 978-986-177-142-7
1.口腔—疾病 2.牙科

416.9 96011347

健康家族
02
口腔保健

作者	鄭 信 忠
企劃編輯	吳 怡 芬
執行編輯	葉 慧 蓁
繪圖	游 雅 茜
美術編輯	林 姿 秀

發行人	陳 銘 民
發行所	晨星出版有限公司台北編輯室
	台北縣新店市231北新路3段82號11F之4
	TEL:(02)89147114 89146694 FAX:(02)29106348
	E-mail:service-taipei@morningstar.com.tw
	http://www.morningstar.com.tw
	行政院新聞局局版台業字第2500號
法律顧問	甘 龍 強 律師
承製	知己圖書股份有限公司 TEL:(04)23581803
初版	西元2007年7月

總經銷	知己圖書股份有限公司
	郵政劃撥：15060393
	〈台北公司〉台北市106羅斯福路二段95號4F之3
	TEL:(02)23672044 FAX:(02)23635741
	〈台中公司〉台中市407工業區30路1號
	TEL:(04)23595819 FAX:(04)23597123

定價 230 元
（缺頁或破損的書，請寄回更換）
ISBN 978-986-177-142-7

更方便的購書方式：

(1) 網站：http://www.morningstar.com.tw
(2) 郵政劃撥　帳號：15060393
　　　　戶名：知己圖書股份有限公司
　　請於通信欄中註明欲購買之書名及數量
(3) 電話訂購：如為大量團購可直接撥客服專線洽詢

◎ 如需詳細書目可上網查詢或來電索取。
◎ 客服專線：04-23595819#230　傳眞：04-23597123
◎ 客戶信箱：service@morningstar.com.tw

◆ 讀 者 回 函 卡 ◆

以下資料或許太過繁瑣，但卻是我們瞭解您的唯一途徑
誠摯期待能與您在下一本書中相逢，讓我們一起從閱讀中尋找樂趣吧！

姓名：＿＿＿＿＿＿＿＿＿＿＿　性別：□男　□女　生日：　　／　　／

教育程度：＿＿＿＿＿＿＿＿＿

職業：□ 學生　　　　□ 教師　　　□ 內勤職員　　□ 家庭主婦
　　　□ SOHO族　　□ 企業主管　□ 服務業　　　□ 製造業
　　　□ 醫藥護理　　□ 軍警　　　□ 資訊業　　　□ 銷售業務
　　　□ 其他＿＿＿＿＿＿＿＿＿＿

E-mail：＿＿＿＿＿＿＿＿＿＿＿＿＿＿　聯絡電話：＿＿＿＿＿＿＿＿

聯絡地址：□□□＿＿＿＿＿＿＿＿＿＿＿＿＿＿＿＿＿＿＿＿＿

購買書名：＿＿＿＿＿＿＿＿＿＿＿＿＿＿＿＿＿＿＿＿＿＿＿

・本書中最吸引您的是哪一篇文章或哪一段話呢？＿＿＿＿＿＿＿＿＿

・誘使您購買此書的原因？

□ 於＿＿＿＿＿書店尋找新知時　□ 看＿＿＿＿＿報時瞄到　□ 受海報或文案吸引
□ 翻閱＿＿＿＿＿雜誌時　□ 親朋好友拍胸脯保證　□＿＿＿＿＿電台DJ熱情推薦
□ 其他編輯萬萬想不到的過程：＿＿＿＿＿＿＿＿＿＿＿＿＿＿＿

・對於本書的評分？（請填代號：1. 很滿意 2. OK啦！ 3. 尚可 4. 需改進）

封面設計＿＿＿＿＿　版面編排＿＿＿＿＿　內容＿＿＿＿＿　文／譯筆＿＿＿＿＿

・美好的事物、聲音或影像都很吸引人，但究竟是怎樣的書最能吸引您呢？

□ 價格殺紅眼的書　□ 內容符合需求　□ 贈品大碗又滿意　□ 我誓死效忠此作者
□ 晨星出版，必屬佳作！　□ 千里相逢，即是有緣　□ 其他原因，請務必告訴我們！
＿＿＿＿＿＿＿＿＿＿＿＿＿＿＿＿＿＿＿＿＿＿＿＿＿

・您與眾不同的閱讀品味，也請務必與我們分享：

□ 哲學　　　□ 心理學　　□ 宗教　　　□ 自然生態　□ 流行趨勢　□ 醫療保健
□ 財經企管　□ 史地　　　□ 傳記　　　□ 文學　　　□ 散文　　　□ 原住民
□ 小說　　　□ 親子叢書　□ 休閒旅遊　□ 其他＿＿＿＿＿＿＿＿＿＿＿＿

以上問題想必耗去您不少心力，為免這份心血白費
請務必將此回函郵寄回本社，或傳眞至（04）2359-7123，感謝！
若行有餘力，也請不吝賜教，好讓我們可以出版更多更好的書！

・其他意見：

晨星出版有限公司 編輯群，感謝您！